「不眠」は潜在意識からのSOS!

ぐっすり眠れる思考と感情の整え方

脳の最大の薬は睡眠!

セラピスト
翁長久美子
Kumiko Onaga

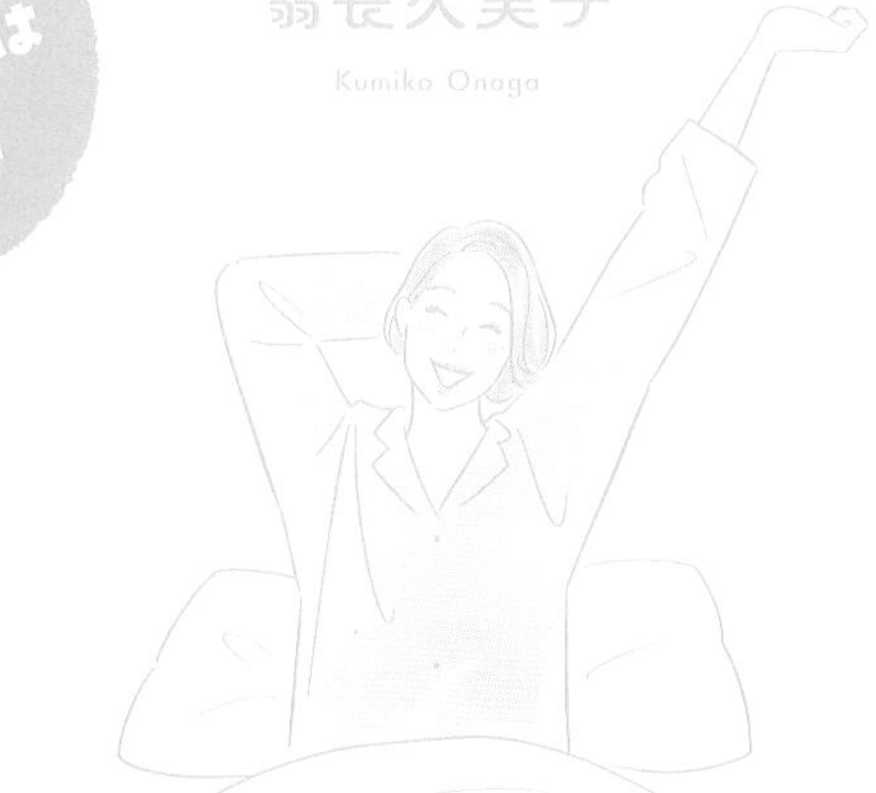

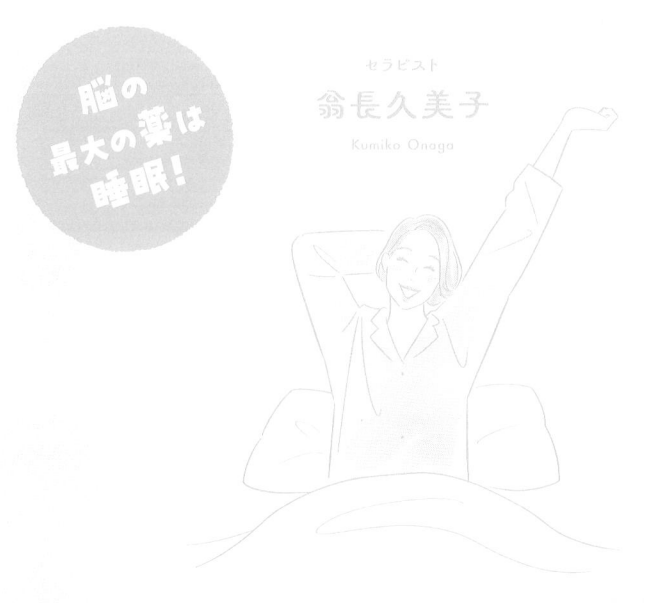

コスモ21

「不眠」は潜在意識からのＳＯＳ！　ぐっすり眠れる思考と感情の整え方

カバーデザイン◆平本祐子
本文イラスト◆宮下やすこ
書籍コーディネート◆小山睦男（インプルーブ）

はじめに

私は「笑顔おたく」と言われるくらい人の笑顔を見るのが大好きなセラピストです。セラピー前は背中が丸まり疲れがピークだったのに、帰るときは背筋がシャキッとして、元気な声で「ありがとうございました」と言っていただけると、私は心の中でガッツポーズです。それをくり返しているうちに、気づいたら15年が経ち、延べ7000人以上の方と出会っていました。

相談される悩みは「肩こりが辛い」「腰痛がある」「脚のむくみが辛い」「小顔になりたい」といった体に関することから、人間関係での辛さや生きづらさなどの心の悩みまでさまざまです。そして、必ず出てくる悩みが「よく眠れない」です。

それで私は、セラピー中に必ず「よく眠れていますか？」と確認するようになりました。すると、「このごろよく眠れていない」「眠りが浅くて朝すっきりと起きられない」と打ち明けられることが驚くほど多いのです。

睡眠については神経科学の分野を中心にさまざまな研究が進められていて、本やネットなどでも紹介されています。私たちはそもそも「なぜ眠らないといけないのか」

「なぜ覚醒と睡眠を毎日くり返すのか」といったことが主なテーマになっているようですが、肝心なことはいまだに解明されていません。

今後の研究に期待したいと思いますが、私はセラピーの現場で不眠に苦しむ方たちと向き合い、どうしたらぐっすり眠れるようになるのかを探ってきました。そのなかで、睡眠は私たちの意識とつながっていること、とくに意識の深い部分と関係していることがわかってきたのです。

人間の意識の仕組みは、大きく顕在意識と潜在意識から成り立っていることはよく知られています。くわしくは1章で説明しますが、日中の活動時は顕在意識が優位に作用し、夜眠ると潜在意識が優位に作用します。

セラピーを行うとき、私は相手の潜在意識に働きかけながら手当てを行いますが、不眠の悩みを分析していくと、より根本的なところで、夜優位になる潜在意識に蓄積した記憶や感情が影響していること、とくに辛い記憶や感情が睡眠を妨げることがわかってきました。到達した結論は「不眠は潜在意識のSOSである」ということです。不眠を改善するには潜在意識へ働きかけることが根本的な対策になるのです。

一般的にセラピーでは体の悩みを解消することが中心になっていますが、コロナウイルス流行を境に、心の悩みについて相談を受けることが急増しました。以前なら、何とか我慢して頑張れたのに今は前に進めない。何より毎晩「眠れない」と言うのです。実際の方法は本文中で説明しますが、結論だけお伝えすれば、潜在意識にアクセスし、睡眠を妨げている記憶や感情を処理していきます。こうすることで、不眠が解消され、睡眠の質が向上していく事例がどんどん増えています。

じつは、私たちが体験した記憶や感情は潜在意識の中に蓄積されていきますが、すべてハッピーなものとはかぎりません。人生には怒りや悲しみ、寂しさ、怖れ、嫌悪といった辛い感情を味わうこともあるでしょう。しかも残念ながら、そのときどきに抱いた感情は処理されないまま潜在意識に蓄積されることが多いのです。

そのまま蓄積されているだけならいいのですが、今の自分の心身に、しかも現実の難しい場面に直面しているようなときに表面化してきます。顕著なのは潜在意識が優位になる睡眠時であり、不眠の原因になります。

たとえば悲しみが処理されないまま潜在意識に蓄積されていると、動くことが億劫になる傾向があります。寂しさが処理されないまま蓄積されていると、過食になる傾向があります。恐怖が処理されないまま蓄積されていると、自分の感情を偽り自己コントロールが効かない傾向があります。嫌な気持ち（嫌悪）が処理されないまま蓄積されると、人を避ける傾向があります。

こうして潜在意識に蓄積された感情は私たちの思考にも影響しています。「どうして、どうして」と考えていると眠れなくなると相談されることがよくありますが、見事に思考の罠にはまり不眠に陥ってしまうのです。

私は25歳で妊娠し、7カ月目に突然の脳内出血で入院しましたが、そのときに脳外科医の先生から「脳の最大の薬は睡眠です」と言われました。そのときは軽く聞き流してしまい潜在意識に仕舞い込まれたままになっていたのですが、私が睡眠の重要性に気づいたことでよみがえってきました。

それ以来、睡眠が私のセラピーの中心テーマになっています。不眠を解消し、睡眠の質を高めるために、潜在意識にアクセスし、そこに蓄積された記憶や感情を確認し、放置されてきた記憶や感情を処理していきます。本書では誰でも取り組める処理方法を紹介していきます。

セラピーでは体に手を当てて施術を行いますが、手当ては潜在意識に働きかけるうえでもとても効果的です。

私たちは体に違和感があると、何気なくそこに手を当てています。たとえば、目の疲れがあると目頭に手を当てたり、腰痛があると腰に手を当たり、お腹が痛いと腹部に手を当てたり、不安や緊張を感じると頬に手を当てたりします。「何気なく」やっているように思われますが、じつは潜在意識が関与しているのです。

このことからも、手当てを利用すると潜在意識にアクセスしやすいことがわかります。本書では、潜在意識に働きかけて睡眠を促す5つの手当てメソッドを紹介します。誰でも簡単に取り組んでいただけます。

ちなみに、本書では潜在意識のことを「センちゃん」と呼んでいます。このほうが潜在意識を身近に感じ、意識しやすいと好評だからです。本書との出会いが、センちゃんと上手に付き合い、不眠脱出のきっかけになること、さらには幸せな人生を生きるヒントになることを願っています。

「不眠」は潜在意識からのＳＯＳ！　ぐっすり眠れる思考と感情の整え方…もくじ

1章　眠りの質は潜在意識との付き合い方で決まる

2章 人生が変わるセンちゃんとの賢い付き合い方

3章 手で体に触れるとセンちゃんが癒やされる

1章

眠りの質は潜在意識との付き合い方で決まる

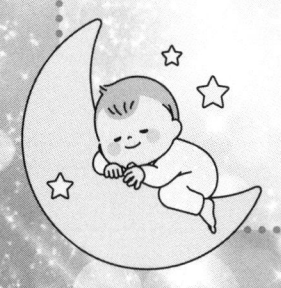

日本人の睡眠時間は世界33位

厚生労働省が二〇二三年に発表した睡眠の概要によりますと、成人で毎日の睡眠時間が約7時間だと、生活習慣病やうつ病の発症、死亡に至る危険性がもっとも低くなるといいます。

理想的な睡眠時間には個人差がありますが、一般的なガイドラインも存在します。たとえばアメリカの国立睡眠財団（National Sleep Foundation）によりますと、表にあるような睡眠時間が推奨されています。

これはアメリカのデータですが、世界の国々では、一日何時間くらい睡眠を取っているのでしょうか。経済協力開発機構（ＯＥＣＤ）が発表して

アメリカ国立財団「専門家が推奨する睡眠時間」

年齢	限界最短睡眠時間	望ましい睡眠時間	限界最長睡眠時間
0～3カ月	11～13時間	14～17時間	18～19時間
4～11カ月	10～11時間	12～15時間	16～18時間
1～2歳	9～10時間	11～14時間	15～16時間
3～5歳	8～9時間	10～13時間	14時間
6～13歳	7～8時間	9～11時間	12時間
14～17歳	7時間	8～10時間	11時間
18～25歳	6時間	7～9時間	10～11時間
26～64歳	6時間	7～9時間	10時間
65歳	5～6時間	7～9時間	9時間

いる各国の平均睡眠時間に関するデータ（二〇二一年）があります（「世界における時間の使い方」）。表は、それをもとに世界33カ国の睡眠時間ランキングを示したものです。

これを見ますと、先進国を中心にした世界33カ国のうち日本人の平均睡眠時間はもっとも短く、一日あたり7時間24分です。2番目に短い韓国と比べても30分近い差がありますし、33カ国でいちばん長い南アフリカと比べると2時間近くも短いことがわ

世界睡眠時間ランキング

第1位	南アフリカ	9時間13分
第2位	中国	9時間2分
第3位	米国	8時間51分
第4位	エストニア	8時間50分
第5位	インド	8時間48分
第6位	ニュージーランド	8時間46分
第7位	カナダ	8時間40分
第8位	ルクセンブルグ	8時間38分
第9位	スペイン	8時間36分
第10位	トルコ	8時間35分
第11位	イタリア	8時間33分
第12位	フランス	8時間33分
第13位	ベルギー	8時間33分
第14位	オーストラリア	8時間32分
第15位	ラトビア	8時間32分
第16位	ポーランド	8時間29分
第17位	フィンランド	8時間28分
第18位	英国	8時間28分
第19位	ハンガリー	8時間26分
第20位	ポルトガル	8時間26分
第21位	リトアニア	8時間23分
第22位	オランダ	8時間23分
第23位	スロベニア	8時間21分
第24位	ギリシャ	8時間20分
第25位	メキシコ	8時間19分
第26位	ドイツ	8時間18分
第27位	オーストリア	8時間18分
第28位	ノルウェー	8時間12分
第29位	アイルランド	8時間11分
第30位	デンマーク	8時間9分
第31位	スウェーデン	8時間3分
第32位	韓国	7時間51分
第33位	**日本**	**7時間24分**

かります。

ちなみに東京に関しては、二〇二一年の総務省の調査によれば47都道府県中、最下位になっています。

また男女別で見ますと、日本男性の平均睡眠時間は7時間30分で、日本女性は7時間18分です。女性のほうが12分短くなっています。世界的には女性の睡眠時間のほうが長いようですが、日本は反対に女性のほうが短くなっています。

これらを見るだけでも、日本が「不眠大国」といわれることに納得できますが、睡眠不足や睡眠の乱れはさまざまな病気のリスクを高めると指摘されています。肥満、糖尿病、高血圧、心筋梗塞、脳卒中、うつ病や不安症候群のリスクが高まる、免疫力を低下させ風邪や感染症にかかりやすくなるといったことです。注意散漫になるため事故に遭う確率も高まるでしょう。

健康面だけではありません。経済面でも睡眠不足による損失が出ていると発表されています。NHKの番組『ぐっすり眠れていますか？　徹底分析！　日本人の寝不足』（二〇二三年五月二四日）によれば、日本における寝不足による経済損失は18兆円に上ると試算されています。

また、米国のシンクタンクであるランド研究所（非営利組織）の試算によりますと、日本では睡眠不足により年間約15兆円の経済損失が生まれています。これは国民総生産（ＧＤＰ）の約３％に相当し、国民一人あたりでは人生で９００万円損する計算になるといいます。そのほかにも、週の平均睡眠時間を1時間延ばすことで、長期的な生産性を約５％上げられるという試算もあります。

睡眠不足は個人の心身にとって重要な問題ですが、社会経済にとっても重要な課題になっていることが明らかになっているのです。

睡眠不足が慢性化して借金のように蓄積されていくことを「睡眠負債」と呼び、二〇一七年の流行語大賞ではＴＯＰ10にも選ばれました。それぐらい睡眠不足が国民の注目を集めているにもかかわらず、いまだに改善される様子は見えてきません。

私は長年にわたるセラピストとしての体験から、十分な睡眠が私たち一人ひとりの幸福感に欠かせないと強く実感してきました。しかし、現実は、不眠で悩んでいる方は増えるばかりです。それでは、私たちが本来持っているパフォーマンスを発揮して充実した人生を生きることはできないでしょう。

睡眠負債チェック！

- □ 寝付きが早すぎる（8 分以内）
- □ 日中に強い眠気がある
- □ 朝スッキリ起きられない
- □ 昼寝しないと午後の体力がもたない
- □ 休日は平日より 2 時間以上長く眠る
- □ 寝ても疲れが取れない
- □ やわらかい椅子、お風呂で寝てしまう

（睡眠栄養指導士協会）

ここにある表は、あなたの睡眠状態に関するチェックシートです。簡単にできますので、確認してみましょう。

いかがでしたか？　チェックが一つでも付いていたら、睡眠不足になっていたり、睡眠負債が溜まっていたりするかもしれません。

不眠は潜在意識（センちゃん）からのSOS！

あなたは、寝付けない、起きられない、夜中に何度も起きてしまうといった経験はありますか。

睡眠について解説した書籍や、睡眠改善のための方法を紹介する情報はたくさん提供されています。しかし、それでもうまく眠れないという方が多いのです。「はじめに」でお話ししましたように、私は15年間、セラピストとして不眠で悩む方たちにもたくさん向き合ってきましたが、そのなかで「不眠は潜在意識からのSOSである」と理解するようになりました。

これも「はじめに」に書いたとおり、私は人間の潜在意識のことを「センちゃん」と呼んでいます。不眠の方は、センちゃん（潜在意識）に怒りや悲しみ、寂しさ、恐怖、嫌悪などの強い感情が蓄積していて、それらを放置したまま過ごしていることが本当に多いのです。

じつは、日常生活で喜んだり、悲しんだり、不安になったりと何気なく感じている感情の動きや、もっと激しい感情の動きなどはすべてセンちゃんに蓄積されていきます。

たとえば、こんな方がいらっしゃいました。会社で事務の仕事をしているAさんが、ある日いつものようにパソコン作業をしていると、上司がAさんの入力ミスに気づきました。すると、上司は他の社員がいる前でAさんを激しく怒鳴ったのです。自分に非があるにしてもあまりにひどい叱り方でしたが、Aさんは自分の感情を押しこらえて「すみません」と謝りました。

仕事を終え帰宅したAさんは、いつものように食事を済ませ、お風呂に入り、リラックスできたと思ってベッドに入りました。ところが、Aさんのセンちゃんに保存されていた怒鳴られたときの感情がよみがえってきます。あのとき感じた恐怖や、なぜ皆の前であんなに怒鳴るのか、という行き場のない怒りが湧き出てきます。この感情をどうすればいいかわからず、イライラして眠れませんでした。

Aさんのように直接怒鳴られた当事者ではなくても、その場に居合わせたことで自分自身が怒鳴られている感覚になり、同じように恐怖や怒りを感じることもあるでしょう。

あるいは、上司に怒鳴られたことがきっかけで、昔、自分の親によく怒鳴られたときのことがよみがえってくる場合もあります。怖くて小さく身構えたり、震えだしたり、体を強張らせたり、声が出なくなったりした過去の体の反応がそのまま現れることもあります。

強く感じた感情ほど処理しないまま過ごしていると、たとえ眠れているようでも、知らないうちに眠りが浅くなります。眠れない夜も増えてくるかもしれません。なんとか眠ろうといろいろ工夫してもうまくいきません。センちゃんに押し込んだその感情に気づいて処理しないかぎり、眠りの質はなかなか改善されていきません。

センちゃんに記憶されたどの感情が睡眠を妨げているのかは人によってさまざまですが、私のセラピー体験では、怒りや悲しみの感情が放置されたままになっていて、眠れなくなっていることがとても多いのです。

たとえば、大切な人との死別やペットとの別れ、愛する子どもの自立などで寂しさや悲しさを感じても、その感情と向き合って処理しないまま過ごすと、その感情がセンちゃんにしっかり染み込み、眠りを妨げていることがあるのです。

次はBさんの話です。Bさんは50年一緒に生きてこられた最愛のパートナーを突然亡くしてしまいました。それからは、毎晩寝る時間になるとパートナーのいない悲しさが溢れてきて眠れないことが多くなっていました。

Bさんはパートナーが亡くなったことをなかなか受け入れられず、楽しかった思い出に浸ることで、亡くなった悲しみと向き合うことから逃げていました。悲しみの感情が宙ぶらりんの状態のままになっていたのです。「あの人と散歩に行ったこと、お喋りしたことが懐かしい～」と思い出に浸っているだけでは、悲しみの感情処理はできません。

たとえば、好きなドラマに感情移入して観ているとき、別れのシーンなどで自分の中にある悲しみの感情に気づくことがあります。そんなときは慌てて自分の感情に蓋をしてしまいたくなるかもしれませんが、そうではなくしっかりその感情に向き合っていると、センちゃんに潜んでいた感情が少しずつ処理されることがあります。そうすることで、気づいたら睡眠の問題が解決されていたという方もいらっしゃいます。

幼いころに、「男の子なんだから泣くんじゃない」とか「小さなことで泣くんじゃない」と注意されていると、たとえ辛くて悲しいことがあったとしても、その感情を味わってはいけないと思い込み、悲しみがセンちゃんに蓄積されていくことがあります。

悲しいのになかなか泣けないという方は、泣けるドラマや映画を見て悲しい感情に思いっきり浸る体験がおすすめです。センちゃんに知らずうちに蓄積された悲しみが処理され、睡眠も安定してきますよ。

私のセラピー体験では、処理できないまま感情がセンちゃんに蓄積されていることが、不眠の原因になっていることがよくあります。

これまでお伝えしてきたように、センちゃんには日々の感情の動きが記憶されていきます。幸せな感情がどんどん蓄積されていけばいいのですが、現実には怒りや悲しみなど負の感情を味わうことのほうが多く、それらが処理されないままセンちゃんに蓄積されていきます。それが寝るときによみがえってきて睡眠を妨げることにもなります。

つまり、不眠はまさしく「潜在意識からのSOS!」なのです。

睡眠の質を高めるには感情処理が重要

このことをしっかり認識していただくために、意識の仕組みについてもう少しお話しします。たとえば私の学んだヒプノセラピーでは図のように説明しています。

図の丸い線で括った部分が私たちの意識を示しています。顕在意識と潜在意識（センちゃん）から構成され、円の上方にある点線を境に、それより上の部分が顕在意識に相当し、それより下の部分は潜在意識に相当します。

顕在意識：潜在意識＋無意識＝1：9

顕在意識	理性・判断力・言語能力
潜在意識	感覚・感情・イメージ・直観
無意識	生理反応・すでに自動化した動作（呼吸する・心臓が動く・歩くなど）

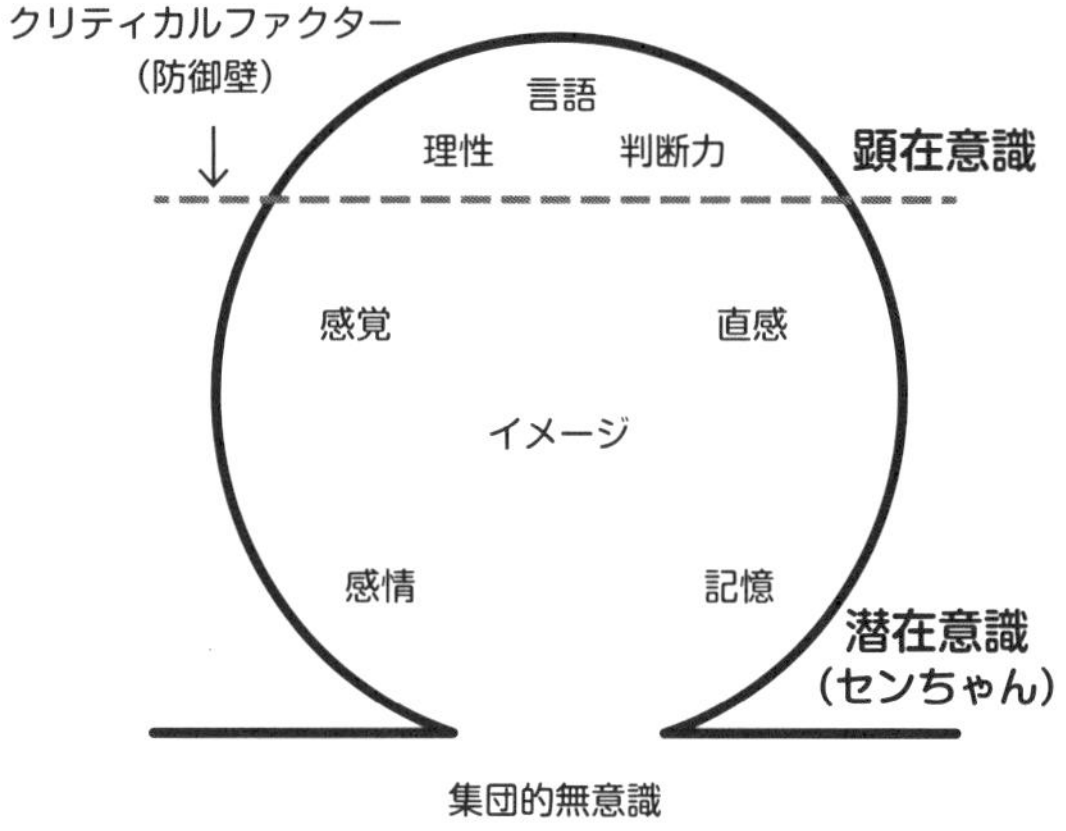

図をよく見ますと、円の底の部分は切れて開いていて、集団的無意識という領域とつながっています。これは心理学者のカール・グスタフ・ユングが提唱したものです。

このような意識の構造を知っておくと、眠りとセンちゃんの関係についても理解しやすくなります。

顕在意識の主役は理性や判断力で、一般には、それらがうまく機能しているのがしっかりした大人であると考えられています。一方、潜在意識（センちゃん）の主役は記憶、感情、感覚（五感）など、いわゆる理屈ではないことが中心になっています。

この図でもう一つ大事なことがあります。それは、一定の年齢になると顕在意識とセンちゃんの間に二つの意識を隔てる防御壁（点線の部分。クリティカルファクターともいわれる）が出来るということです。この防御壁が出来上がるのは思春期手前の10歳から12歳くらいとも考えられていますが、これがセンちゃんに蓋をかぶせてしまうため、顕在意識がセンちゃんに働きかけることが難しくなります。それで私たちはセンちゃんの働きが見えなくなり、顕在意識の理性や判断力が意識を動かしていると思い込みやすいのです。

防御壁が不完全、あるいは無い状態でセンちゃんが全開状態であった子どものころを考えてみてください。センちゃんの世界はとてもシンプルで、受け取ったものをそのまま素直に吸収していきますから、良いものも悪いものも受け入れてしまいます。

たとえば、子どもが誰かに「バーカ！」と言われたとします。子どもはセンちゃんが全開状態なので自分がバカと言われたことを素直に受け取ります。ですから子どもは、ギャーと泣き出したり、真剣に言い返したりしやすいのです。しかし大人になると、センちゃんが防御壁によって閉じられ、理性で判断するようになるので、「バカって言っているほうがバカなんだよな」と受け流したり、無視したりすることもできるでしょう。

顕在意識とセンちゃん（潜在意識）の関係が少し見えてきたでしょうか。


次は、意識全体における顕在意識とセンちゃんの働きの割合についてお話しします。顕在意識とセンちゃんの割合は、おおよそ1対9です。多少異なる数字で説明されている場合もありますが、要は、顕在意識に対して潜在意識の割合が圧倒的に大きいということです。

私たちの日常の動作や思考、好み、信念、癖などは顕在意識によって作り出されていると思いがちですが、本当はセンちゃんの中に蓄積されている記憶や感情と深くつながっています。

ダイエットの例で考えてみます。「ダイエットをしよう！」と顕在意識で決意しても、ついデザートを食べてしまうなんてことになりやすいものです。それは、1割の顕在意識で「食べない」と決めたとしても、9割のセンちゃんの中に「食べたい」という感情があると、そちらが主に作用してしまい、気がついたら食べてしまったということになりやすいからです。

ですから、ダイエットを本当に成功させようと思ったら、センちゃんに潜んでいる「食べたい」を書き換えるのがいちばんの近道なのです。

同じく、センちゃんの中にマイナスの記憶や感情が蓄積され、処理されないままになっているとしたら、それを書き換えないかぎり、顕在意識上の問題は解消されません。

本書のテーマである睡眠の問題もまったく同じです。「不眠は潜在意識からのSOSである」とお話ししましたが、睡眠問題を根本から解決するには、センちゃんに蓄積され、睡眠を妨害している記憶や感情を処理することが必要なのです。

リラックス&集中状態がセンちゃんの書き換えに最適

大人になるとセンちゃんは硬い防御壁で閉じられてしまうとお話ししましたが、それでも顕在意識とセンちゃんが同時に作用しやすい状態があります。それはリラックス&集中状態のときです。私たちは、一日に何度かこの状態になるといわれますが、寝るときや起きたときもそうです。そのほかに、ＴＶやユーチューブを見て感情移入しているときや、リズミカルに歩いているとき、電車に乗っているときなどもこの状態になりやすいでしょう。

人によって多少違うかもしれませんが、この状態になると、視野が少し狭くなって目の前のことだけに集中していたり、周りの音が聞こえなくなっていたりします。

このリラックス&集中状態になると、防御壁がスーッと開いてセンちゃんへアクセスしやすくなります。このタイミングを利用すると、センちゃんに蓄積された記憶や感情を処理して書き換えることが容易になるのです。なかでも寝るときがおすすめです。

先ほどのＡさんの例ならば、上司に怒鳴られたときの声や表情、みんなの前で怒鳴られたことの腹立たしさ、いつも頑張っているのに評価されない悲しさ……を思い浮かべ、そのときの感覚に身を置いて記憶と感情を再認識します。同じような出来事でも、人によって湧き上がる感情は異なりますから、そのときの自分の感情を丁寧に再認識していきます。

この作業をリラックス&集中状態になるときに行っていると、センちゃんに蓄積された記憶や感情が書き換えられていきます。それにつれて不眠が解消され、睡眠の質も良くなっていくことでしょう。

私のサロンでも、クライアントさんがリラックス&集中状態になれるよう工夫しています。統一感のある配色で心地良い空間にしたり、照明をやや暗めに設定したり、ヒーリングミュージックやアロマ、足湯などを活用したりして、できるだけリラックス空間で過ごしていただきます。

施術については最初に整体（オナガ流深眠整体）を行いますが、まず5分ほど体を一定のリズムで揺らします。これで体が緩み、全身の力が抜けていきます。

この状態になると、センちゃんに蓄積していた記憶や感情などを話しはじめる方もいらっしゃいます。このときが書き換えのタイミングなので、私は会話をしながらクライアントさんの中のセンちゃんの書き換えをお手伝いすることがあります。体験された方たちの感想をいくつかご紹介します。

☆お酒を飲まないと眠れない

経営者のKさんは、ネットから予約してセラピーを受けに来られましたが、予約時の事前カウンセリングでは、毎晩お酒を飲まないと眠れないと悩んでおられました。

オナガ流深眠整体を行い、体の力が抜けてきたところで私は「なぜお酒を飲むのでしょう?」とお尋ねしました。Kさんは夜になると寂しくてたまらなくなり眠れなくなるそうです。それを紛らわせるためにお酒を飲んでしまうと言います。

そこで、どうしてそんなに寂しさを感じるのか、理由を探ってみましょうと提案すると、Kさんは静かにその感情と向き合いはじめ、やがて涙をこぼされました。それには、お父様との別れが関係しているようでした。

Kさんは中学2年生のとき、大切なお父様を突然失いました。心臓病を患っていましたが、ペースメーカーを交換する手術で亡くなってしまったのです。Kさんは小さいころから、お父様と遊びに行ったり、会社の飲み会にも付いて行ったりするほどお父様が大好きだったそうです。

予期せぬ別れにKさんは深い悲しみに沈み、涙に暮れる日々が続きました。その悲しみと寂しさはKさんの心に深く刻まれ、センちゃんの奥に仕舞い込まれていきました。それが、何かのきっかけで寂しさを感じるたびに心の表面に浮かび上がってきました。

社会人になってからも夜になるとお父様の温もりが恋しくなることがたびたびあり、もういないんだと空虚感に襲われます。それをお酒で満たそうとしていたようです。しかし、アルコールは一時的な安心感をもたらすものの、睡眠パターンを崩しやすく、Kさんの場合は夜中に何度も目を覚ましていました。

ここまでわかってきたところで私は、「もしお父様が今ここにいたら、何をしたいですか?」と尋ねてみました。するとKさんは、「本当は自分のことをどう思っていたのか聞いてみたい」とおっしゃいました。

次にお父様と一緒にしたかったことを考えてもらうと、「もし父親が生きていれば、5歳の息子と2歳の娘、つまり孫たちと遊んでもらうのが夢だった。そして父親と子どもたちと一緒に散歩したかった」と教えてくれました。そこで、その様子を思い浮かべてもらいました。

実家の周りを散歩して子どもたちが虫を捕まえる様子や、お父様が子どもたちと笑い合っている姿、散歩から戻りお父様が玄関に散らかったサンダルを片付けながら「元気だなぁ」と笑っているシーン……。

こうしてイメージしている間、Kさんはずっと泣いていました。施術後に「10年分泣いちゃった」とおっしゃっていましたが、センちゃんの中に潜んでいたお父様との別れによる悲しさ、寂しさを受け入れることができたようでした。

それからは、寝る前のお酒がぐんと減り、それでもすぐ眠れるようになりました。夜中に目が覚めることも少なくなったようです。以前は毎晩ビールを6缶飲むこともあったのが、今では1缶になり、全く飲まない日もあるそうです。

お酒は1杯くらいならば睡眠の質を高めることもありますが、多量になるほど逆効果です。アルコールの利尿作用で夜中に目が覚めやすくなりますし、アルコールの作用で筋肉が緩み浮腫むことから、いびきの原因になることもあります。いびきをかくと疲れが取れにくくなり、癌の発症リスクが何倍にもなるともいわれています。

話を戻しますが、センちゃんに蓄積されていた記憶や感情を処理したことで、Kさんは健康的な睡眠パターンを取り戻しました。

☆長年の引きこもりが感情処理で解決

人目が怖いと感じて家に閉じこもっているEさんは、夜も眠れず朝を迎える毎日が続いていました。ある日、Eさんのご家族から相談を受け、私はEさんにセラピーの施術を行いました。

　高校卒業後に就職をしたものの、あることがきっかけで外出できなくなり、それ以来約20年間、実家で過ごしてきたそうです。美容院と病院を除き、家にこもっている日々。明け方に眠りにつき、昼ごろに起きてパソコンや携帯で時間を潰していました。

　サロンではまず足湯に浸かっていただきましたが、Eさんは声をかけてもほとんど反応せず、腕を組んで背中を丸めて俯いていました。着替えてベッドにうつ伏せになってもらい、背中や脚に手当てをしている間も黙ったままだったので、次に仰向けになったとき、私はEさんに深呼吸を促しました。

「深いため息をつきながら、リラックスしましょう。ため息とともに、恐怖や不安が消えていくのを感じてください」

　その間、Eさんの心臓と手に触れると、体がリラックスしていくのがわかりました。そして10分後には、心拍が落ち着き、力んでいた手も開いてリラックス状態になりました。

　そこでEさんに「今日まで頑張ってこられましたね」と伝えると、ゆっくりと小さな声で「人目が怖くてずっと家にいることしかできなかったのに、頑張っているなんて初めて言われました」と答えてくれました。

それから少し沈黙を挟んで、なぜ人目が怖く感じるようになったのか、静かな声で説明してくれました。Eさんは高校時代から体重が増えはじめ、それがコンプレックスになっていました。ダイエットに励むものの、就職してからは上司に見た目を指摘されたことで傷つき、職場へ行くのが苦痛になってしまったそうです。

他にも、親戚が家に来るたびに仕事や外見について悪く言われ、ついには人と会うことが怖くなっていきました。やがて親戚が訪れると部屋に引きこもるようになり、夜は自分を責めるようになりました。そうしているうちに夜は遅くまで眠れず昼過ぎに起床する生活パターンが定着してしまったそうです。

Eさんが密かに感じてきたことはセンちゃんに蓄積されているだろうと思いましたが、Eさんがご自分のことを話すとき、体にぐっと力が入ることでもそうだなと思いました。

まず、Eさんが当時感じていた感情を思い浮かべてもらい、嫌だった、悲しかった、腹が立ったときの感情に一つずつ丁寧に向き合うようにしてもらいました。このときも私はEさんの体に触れていましたが、急にびっしょり汗をかいたり、体が震えたり、ぐっと力が入っていたりしました。

しばらくすると、Ｅさんの体から力が抜けていきました。Ｅさんは呼吸がしやすくなってきたと教えてくれました。長年言いたいことを言えなかったことで、喉元が詰まる感覚、常に胸が締め付けられる感覚があったそうです。Ｅさんは、やっと自分の感情と向き合えたことで、呼吸がしやすくなったのです。

Ｅさんは、「これからどうすればいいと思いますか？　自分ではどうしたらいいのかわからないんです」と尋ねてくれました。私は、センちゃんに刻まれている、人目が怖いと感じるパターンを新しく書き換える必要があると感じていましたが、Ｅさんの話を黙って聞いていました。

Ｅさんは続けて、「仕事をしたほうがいいとはわかっていますが、私のような人を雇う場所はないと思います。人と話すことや外出も苦手で、面接に臨む方法もわかりません」と話してくれました。

それからも会話が続き、自分を変えるためにまずは外に毎日出てみること、毎日近くの神社まで歩くことを一緒に決めました。そして、外で起こりそうなことをいくつかイメージし、そのときの対応を練習しました。

たとえば、人がいたら挨拶をされるかもしれないので挨拶に応える練習、お花が咲いていたらどんな香りがするか嗅いでみる練習、歩いていて困ったらその場にいる人に声をかけてみる練習……。どれも簡単そうですが、Ｅさんにとってはすべてが挑戦です。

Ｅさんが想像しながら話していると、言葉に詰まったり、ドキドキしたり、緊張で体に力が入ってしまったりすることもありましたが、センちゃんに蓄積した記憶や感情が解放されるにつれて和らいでいきました。

セラピーが終わり、別れ際に私たちは連絡先を交換しました。早速夜にＥさんから「今日はありがとうございました。おかげで眠くなったので、そろそろ寝ます。おやすみなさい」というメッセージが届きました。

翌朝、私はＥさんに昨日のお礼を伝え、よく眠れたかを尋ねると、昼頃に次の返信が届きました。「昨日はありがとうございました。ずっと寝ていました。すっきりしたのでこれから散歩に出かけます」

こんなメッセージ交換が２週間ほど続いたころ、再びセラピーを受けたいとご家族から依頼がありました。２週間ぶりに再会したＥさんは、まるで別人のように変わっていました。顔つきがスッキリし、目を見て話せるようになっていたのです。

施術をはじめると、Eさんが自ら話しはじめました。「聞いてください。人目が怖くなくなってきたんです。毎日神社まで20分歩いて、住職さんや参拝者と挨拶を交わし会釈をするうちに、みんなが優しく感じられるようになりました。天気や花の話で会話も弾むようになったんです」

Eさんのセンちゃんに閉じ込められていた人目を怖れる記憶や感情が徐々に書き換えられていることを感じました。

次にどうすればいいか尋ねられたので、Eさんの希望を聞いてみました。すると「神社で働きたい」という答えが返ってきました。毎日訪れていた神社であれば、安心して働けると感じたそうです。私はEさんからの提案に驚き、感動しながら、私たちの会話はとても盛り上がりました。

施術後、二人で一緒に神社へ行ってみることにしました。残念ながらその神社では人手を募集していませんでしたが、事情を話すと、境内掃除のお手伝いとして翌週から試しに働くことができるように協力してくれました。それから半年後、Eさんはその神社から少し離れた大きな神社で巫女として働くことになったのです。

Eさんのセンちゃんには、新しい生活リズムや考え方、感じ方のパターンが次第に浸透していきました。今ではごく自然に22時には就寝し、朝5時に起きる生活が定着しています。睡眠時間が安定したことで体重も自然と減り、見た目に対するコンプレックスもなくなりました。

夜一定の時刻には眠り、朝も一定の時刻には起きて朝日を浴びることで体内時計が安定し、規則正しい生活リズムが自然に身についていきます。また、毎日7000歩程度歩くことや、週3回ほど約30分ジョギングなどの運動をすることで寝付きまでの状態が約55％改善し、睡眠時間も約18％向上するともいわれています。

深く眠ることで、成長ホルモンが分泌され、脂肪の代謝が促され、食欲を抑えるホルモン（レプチン）の分泌が増加して食欲を増進するホルモン（グレリン）の分泌量が減少します。さらに、適切な睡眠時間を取ることで一晩に約300キロカロリー消費されるという報告もあります。

これは運動でたとえると40分ランニングしたのと同じです。良質な睡眠はダイエットにも効果が期待できるというわけです。Eさんも、睡眠の質が向上したことで自然にダイエットまで成功しました。

Eさんとの出会いを通して、本書のテーマである不眠の解消にはセンちゃんに仕舞い込んだままになっている記憶や感情の処理が欠かせないことを確認することができました。

センちゃんに潜んでいる負の感情に気づくには

ここまでのお話で睡眠がセンちゃんと深く関係していることが見えてきたでしょうか。といっても、センちゃんに蓄積している過去の記憶や感情がすべて睡眠を妨げるわけではありません。問題なのは、過去に味わった怒り、悲しみ、寂しさ、恐怖、嫌悪といった、いわゆる負の記憶や感情です。感じたときに向き合わないままセンちゃんに仕舞い込んでしまうと、センちゃんが不眠というSOSを送ってくるようになります。

ここで、センちゃんに蓄積した感情によって起こる不眠のパターンについて、私のこれまでのセラピー体験をもとに説明します。

【怒り】

センちゃんに怒りを抱えたまま我慢をしている人に施術をしながら会話していると、その感情が反応するとき体にグッと力が入ることがわかります。

怒りを感じると、頭に血が上るとか、全身に力が入り強張るとか、興奮して呼吸が浅くなるといった体験をしたことがあると思います。寝ている間はセンちゃんに反応しやすくなるので、怒りに反応して体に力が入ったままになります。そのために寝返りが少なくなって肩こりや腰痛を起こしやすくなる、呼吸が浅くなるといったことも起こります。もちろん、睡眠の質は低下します。

【悲しみ】

センちゃんに悲しみを抱えたままでいると、動くことが億劫になる傾向があります。たとえば、親しくしていた友人に「あなたのあの態度が嫌だった」と言われたとします。言われたときはすごくショックで悲しい気持ちになりますが、自分に何かダメなことがあったのかとくり返し考えているうちに、そのときの感情と向き合わないまま忘れてしまいます。

自分に悪いところがあったのかもしれないと反省することは悪くないですが、そのときの悲しい感情を処理しないままだとセンちゃんに蓄積されていきます。その後、何をしても力が入りにくいとか、体を動かすことが億劫になるといったことが起こる場合もあります。

体を動かさないと徐々に筋力が低下したり、血流が悪くなったりしますし、女性ですと冷え性になってしまうこともあります。冷え性は睡眠の質を下げますし、同じ睡眠時間でも疲れが取れにくい傾向があります。

センちゃんに悲しみが蓄積すると食いしばりにつながる場合もあります。そのために朝から頭や顎が痛むこともあります。

【寂しさ】

センちゃんに寂しさを抱えたままでいると、過食になる傾向があります。

寂しさを満たそうと知らずしらずのうちにたくさん食べてしまい、お腹が満たされないと寝られなくなります。なかには寝るギリギリまで食べてしまう人もいます。

夜ご飯は腹八分目、できるだけ消化の良いものを寝る約3時間前までに済ませることがおすすめです。私たちは寝はじめの90分に深く眠ることで睡眠圧（眠気）を解消することができるのですが、寝るギリギリに食事をとる行為は寝付きを悪くし、睡眠でいちばん大切な寝はじめの深い眠りを妨げてしまいます。

食べたものの消化には多くのエネルギーが使われます。たとえば、夜に焼肉などの消化に時間のかかるものを食べると、寝付きにくくなることがあります。

とくに、センちゃんに寂しさが蓄積しているかもしれないと思ったら、睡眠の質を上げるために夜の食事時間や食べる物に気をつけましょう。できるだけ寝る3時間前までに済ますとか、消化の良い物を食べるようにします。

【怖れ】

センちゃんに怖れを抱えたままでいると、自分の本当の感情を偽りやすくなり、感情の自己コントロールが効かなくなる傾向があります。極度な不安症や心配性になってしまうこともあります。その状態が進むと、よくキレたり、子どもの場合はかんしゃくを起こしたりします。

「なんであんなに怒ってしまったのだろう。悪いとわかってはいるのだけれど、どうしたらいいのかわからない」と自己コントロールが効かないことにモヤモヤして、横になっても眠れない夜が続くこともあります。

本当の原因はセンちゃんに蓄積している怖れなので、それを解消することが不眠を根本的に解決することにつながります。それには、センちゃんに蓄積している怖れの感情を受け止めて処理することです。

【嫌悪】

センちゃんに嫌悪（嫌な気持ち）を抱えたままでいると、人を避ける傾向がありまず。人とのコミュニケーションがうまくいかず、人間関係のトラブルが起きやすくなるからです。寝るときも、どうしようと思考を巡らせるため、なかなか眠りに入ることができず、眠りも浅くなります。

睡眠の質が低下し寝不足になると、脳の処理能力は低下するため、言いたいことが言えなかったり、せっかくの情報をネガティブに受け取ったり、誤認したりして、周りとの関係に悪影響が出てきます。

このような負のスパイラルを抜け出すためには、センちゃんに仕舞い込んだ嫌悪に気づき、感情処理することが大事です。どうするかは後ほど説明します。

このように、センちゃんに押し込んでいるさまざまな負の感情は日常生活に影響してきますし、眠れないのもそうです。

まず、普段から自分の感情を観察することを心がけてください。「この感情はセンちゃんにつながっているかもしれない」と気づけるようになってきます。

たとえば特定の状況や人に対して強いネガティブな感情が湧く場合、それはセンちゃんに根付いている可能性が高いと思います。また、夢はセンちゃんの反映なので、センちゃんに蓄積している感情を発見するチャンスです。夢の内容を記録したり、くり返し出てくる夢に関心を向けたりしていると、センちゃんにある記憶や感情を発見できることがあります。

ヨガのポーズや深呼吸を行うときに感じる体の違和感から気づくこともあります。

センちゃんに蓄積した負の感情の処理法

センちゃんに潜んでいる負の感情についてお話ししましたが、それらを処理するにはどのようにすればいいか、私がクライアントさんにお伝えしている実践法を紹介します。

【怒りの処理】

怒りを言葉にして表現し、吐き出すことで処理します。

まず怒りを感じたときの感情を思い出してみてください。見えてきたら、その感情を否定せず、それも自分の感情だと思ってしばらく感じてみてください。それができたら次は、気持ちを込めて「腹が立つ」「おかしいよね」と思いっきり声に出してみてください。

声を出しにくい環境であれば、言葉を心の中で思い浮かべながら、口から強くハーっと（腹の底から）息を吐きます。あるいは、紙をクシャクシャに丸めて思いっきり投げるとか、紙を棒状に丸めてクッションなどを思いっきり叩くのもいいですよ。結構スッキリします。

【悲しみの処理】

悲しみを言葉にして表現し、受け入れることで処理されます。

まず悲しみを感じたときの感情を思い出してみてください。見えてきたら、その感情を否定せず、それも自分の感情だと思ってしばらく感じてみてください。それができたら次は、気持ちを込めて「私は悲しい」と声に出してみてください。

声に出しにくい環境であれば、心の中で言葉を思い浮かべながら、口からフーっとゆっくり息を吐きます。両腕で自分を軽く抱きしめて、心臓の鼓動に合わせて二の腕の当たりをトントンと優しく叩いてもいいですよ。

【寂しさの処理】

寂しさを言葉にして表現し、受け入れることで処理されます。

まず寂しさを感じたときの感情を思い出してみてください。その感情が見えてきたら否定せず、それも自分の感情だと思ってしばらく感じてみてください。それから次は気持ちを込めて「私は寂しい」と声に出します。

声に出しにくい環境であれば、心の中で言葉を思い浮かべながら、口からフーっとゆっくり息を吐きます。そのとき、自分の頭を撫でてあげてもいいですよ。

【怖れの処理】

怖れを言葉にして表現し、受け入れることで処理されます。

まず怖れを感じたときの感情を思い出してみてください。その感情が見えてきたら否定せず、それも自分の感情だと思ってしばらく感じてみてください。それから気持ちを込めて「怖い」「おかしいよね」と声に出します。

声に出しにくい環境であれば、心の中で言葉を思い浮かべながら、口からフーっとゆっくり息を吐きます。そのとき、スクイーズのような柔らかい物を握りながらやってもいいですよ。

【嫌悪の処理】

嫌悪を言葉にして表現し、受け入れることで処理されます。

まず嫌悪を感じたときの感情を思い出してみてください。その感情が見えてきたら否定せず、それも自分の感情だと思ってしばらく感じてみてください。それから気持ちを込めて「嫌い」「いや」と声に出します。

声に出しにくい環境であれば、心の中で言葉を思い浮かべながら、口からフーっと強く（腹の底から）息を吐きます。「怒りの処理」の場合と同じように、紙をクシャクシャに丸めて投げるとか、紙を棒状に丸めてクッションなどに叩きつけるとかもいいですよ。

こうしてセンちゃんに蓄積した感情を処理することで、睡眠の質も上がります。慌てて一気にやろうとしないで、毎日少しずつくり返してみてください。体験した方たちは「気づいたら以前と感じ方や考え方が違う自分がいました」「とても自然体で過ごせるようになりました」「夜はすっと眠れるようになりました」と言ってくれています。

繊細な人ほど眠れないことが多いのはなぜ

繊細な人は周囲の環境や他人の感情に敏感です。周りの状況を見ては些細な変化に気づき、円滑に回るようにと細やかに気を使っています。周りの感情を敏感にキャッチできるので相手の感情に寄り添うことができますが、相手を傷つけていないか、怒らせていないか、悲しませていないかと考えすぎてしまうところもあります。

人から言われた何気ない一言にも傷つきやすかったり、外からの情報に敏感で動揺したりしやすい面もあります。その分、感情処理が間に合わず、寝るときもいろいろ考えてしまって眠れなくなることもあります。

普段はそこまで繊細ではない人も、人生のピンチで壁にぶつかると敏感になり、いろんな感情が動いて不眠に悩まされることがあります。たとえば会社の資金繰りがうまくいかなかったり、子どもが病気になってしまったり、人間関係がうまくいかなくなったり……。

そんなときは、それほど繊細な性格でなくても敏感に反応してしまうでしょう。たとえば、いつも聞いていた近所の子どもの笑い声が気になる、相手はいつもと同じように対してくれているのに急に嫌な感情が出てきてコントロールが効かなくなるなんてことが起こります。このようなときは眠れなかったり、睡眠の質が下がったりします。

センちゃんに蓄積している記憶や感情に関心を向けるとともに、寝室環境を整えることもおすすめです。

敏感になっているときは光や音に敏感に反応する傾向があるので、照明はできるだけ暗くし、カーテンなどで外からの光も遮断してみてください。真っ暗が苦手な場合は、間接照明やフットライトを活用して光が直接目に当たらないようにしてください。

光と同様に音に対しても敏感になっているため、就寝中は静かな環境を保つようにします。パートナーのいびきや時計の針の音など小さな音でも気になる場合は、音を遮断する工夫が必要です。耳栓などを利用するのも一つの手です。

また、室温を快適に保つことも大切で、夏は26度、冬は16度程度が目安です。湿度は50％前後が目安で、夏場はエアコンの除湿機能を、冬場は加湿機能を活用しましょう。

温度調整がしやすい寝具やパジャマを選び、季節に応じて使い分けてみるのもおすすめです。とくに夏場は通気性の良いもので寒色系のパジャマや寝具を選ぶことが好ましいです。青や水色は暖色系に比べると体感温度が3度も違うといわれます。柔らかく、ゆったりとしたパジャマを選ぶこともポイントです。

とにかく寝ているときはリラックスしていることが大切です。寝ることを楽しみにできるような工夫をしましょう。

繊細な人ほど眠れない傾向がありますが、繊細だからこそセンちゃんと深くつながることができるという面もありますし、小さな出来事でも気づきを得て世の中の変化や流れもキャッチできる可能性を秘めています。ここでお伝えしたことを参考に、繊細な自分と上手に付き合ってみてください。

睡眠を妨げる思考の罠

あるクライアントさんから、こんな質問を受けました。「どうしても拭えない過去の後悔から、どう切り替えたらいいかわかりません」

この方は、時間は過去から未来に流れていると考えているようでした。じつは、江戸時代までは、時間は未来から過去へと流れているという考え方が一般的だったといわれます。ところが明治以降の教育は過去から積み上げていくことが主流になったため、時間は過去から未来に流れていると考えるのが当たり前になったというのです。

このような思考がセンちゃんにも刷り込まれてきたのですが、これこそが思考の罠なのです。センちゃんの本来の時間の流れは未来から今、そして過去へと流れていて、時間の基軸は今ここにあります。「今、ここ」だけがすべてであるといってもいいかもしれません。

私の経験では、思考の時間軸を今ここに置くと、多くのことが解決しやすくなります。不眠についていえば、「未来は熟睡している！」と決め、今どのように過ごすといいか考えます。反対に、過去から現在に時間が流れていると考えて、「今の私が不眠になっているのは、過去のあのときにあの選択をしたからだ」と考えていると、後悔の渦に巻き込まれて眠れなくなります。

たとえば、

もし、他の人と結婚していたら……

もし、学校をちゃんと卒業していたら……
もし、違う仕事をしていたら……
もし、自分がもっと美人（イケメン）だったら……
もし、パートナーが酒をやめていたら……
もし、もっと金持ちに生まれていたら……
もし、もっと良い両親の元に生まれていたら……

というふうに、「もし」が次から次と湧き出してきてしまう人がいます。それは、時間は過去から今、そして未来へ流れているという思考の罠にはまっているからです。
また、今から未来に時間が流れていると考えて、今がこうだから未来もこうなるかもしれないと未来に恐怖を感じて暮らしている人もいます。たとえば、

もし、会社をクビになったら…
もし、不眠症が悪化してしまったら…
もし、足を骨折したら…
もし、あの人に気に入られなかったら

と、延々と不安は尽きません。

センちゃんの本来の時間は未来から今、そして過去に流れていることに気づき、未来に向かって「今、ここをどう生きるか」という思考に転換できれば、思考の罠から解放され、今このときに集中できるようになります。

未来から見た今に焦点を当てていると、現在感じる不安は未来の可能性を探るために起きていると感じられるようになります。時間の流れの捉え方を変えるだけで全く物事の見え方が違ってくるのです。

恋愛、人生の転機、健康問題、天候異変など不安は尽きませんが、それはセンちゃんが、「未来に向かって今を最大限に活用して生きよう！！」と信号を送ってくれているのです。

たとえば、地震が起こるかもしれないという不安は素敵な未来に向かうための信号であると考えれば、避難場所を確認したり、災害用品を準備したりして災害を最小限で済ませるために備えるでしょう。

実際に大きめの地震が起きると一晩中眠りが浅くなりますが、これは正常な反応です。センちゃんが未来のために、眠りを浅くして備えるようにしてくれているのです。

思考の罠に気づき、センちゃんの働きに気づいて熟睡できるようになったという方のお話を紹介します。

☆また裏切られるのではないかと不安

私のクライアントさんのなかには、恋愛中、婚活中の方が多数いらっしゃいます。私はいつもキュンキュンしながらお話を伺っているのですが、過去から未来に向かってイメージをしている方は、なかなか恋愛において前向きに前進していない傾向があることに気づきました。たとえばAさんは、「ひどい振られ方をして、もう二度と誰からも愛されない気がする……」と、昔あった嫌な出来事が夜になると思い出され眠れないと相談に来てくれました。

私は、辛かった出来事に対して「それは嫌でしたね。辛かったですね」と声をかけました。Aさんは、自分の過去を思い出してセンちゃんに蓄積されていた感情が溢れ、涙が止まりません。しばらく泣くと、体の震えや呼吸が穏やかになりました。

私が「もし過去に起こった悪いことを思い出して、不安になったり、誰かを責める気持ちが止まらなくなったりしたら、今の自分に意識を戻していただき、自分が未来になりたいイメージをすることです」と伝えると、Ａさんは「未来に良いイメージが生まれてきません」と言います。

私が「何か嫌な出来事があったとしても、あなたが〝今〟それについて考えるかどうかは、つねに選べるのですよ」と言うと、Ａさんは目をまん丸に見開いて「そうかも。私はずっと過去にこだわり、起きてもいない未来に不安を抱いて怖くて眠れなくなっていました。自分次第ですね。元彼と、これから出会う彼は違うから、自分磨きをして素敵な彼をゲットしたいと思います」と前向きになってくれました。

その日から、不眠もすっきり解消されたそうです。それから毎月のように、施術を通して今の状況や理想の男性のイメージなどを伺って盛り上がっているうちに、半年経ったある日、ご来店早々に「久美子さん聞いてください！　報告があります。先日、ちょっといい感じの人に出会ったんです」と目を輝かせながら教えてくれました。

施術をしながらお話の続きを聞くと、友人の紹介で出会った人とデートに行くようになったそうで、付き合う直前のようないい感じの雰囲気が伝わってきました。

「一番楽しいときじゃないですか～」とお相手のどんなところが素敵なのか伺うと、最初に相談していただいた日の、過去への恐怖はどこへやら。素敵なところが次々に出てきます。Aさんは、今この瞬間を満喫しているように感じられました。「付き合ったらどうしたいとか理想はあるんですか？」とお尋ねすると、「次に付き合う人とは結婚したいの」と笑顔で答えてくれました。だからこそ少し慎重にお相手の想いもしっかり聞いてから次なる一歩を歩みだそうと、まだ付き合ってはいないとのことでした。1週間後には「付き合いました」とご報告をいただき、未来に思い描いていたとおり半年後には入籍されました。めでたいですね～！

過去の「あのこと」があったから今があるわけです。辛い過去というのは誰にでもあります。私も、思い出したくない過去はたくさんあります。過去にどんなに悪い出来事があったとしても、それが後々どういう結果に結びつくかわかりません。Aさんは、過去の思考の罠にとらわれ、今や未来に前向きになれずに苦しんでいましたが、時間は未来から今に流れていることに気づいたことで、なかなか眠れない悩みも改善されました。

もし起こってしまった過去の出来事にくよくよしたり、まだ起こってもいない未来を先回りして心配してしまうようなときは「今」に帰って来てください。

今、あなたの感じていることは何ですか？

今、あなたはこの本を読んでくださっていますが、「本を読めるこの時間は落ち着く」と感じるだけで、あなたのセンちゃんは癒やされて熟睡に近づいていきます。

自分の好きなことをして、「ああ、好きなことができて幸せだな～」と感じるだけでいいのです。そして人を大事にしたり、目の前の人に感謝する。そこに幸せがあります。過去にも未来にも、幸せはありません。今ここに、幸せがあるのです。

心配事を寝室に持ち込まない

心配事とスマートフォンはリビングに置いて、寝室には緩んだ心と体を持ち込みましょう。

寝るときはセンちゃんにある記憶や感情がよみがえってきやすいとお話ししましたが、マイナス感情と連動すると未来に対しても「もし～になったらどうしよう」と、いわゆる心配事が思い浮かんできます。でも考えたら、そんな心配事はこれから起こるかもしれないことであって、まだ起きてはいないことです。思考が巡り答えが見つからないまま眠れなくなります。ですから、心配事は寝室に持ち込まないことです。

もし一人で対応できない心配事だったら同じ境遇に置かれている人や専門家に相談することもおすすめです。

これは、我が家で実際に起きたことです。私には2人の子どもがいます。息子は現在、小学4年生なのですが、2年生のとき急に不登校になりました。初めは行きたくないと言っているだけでしたが、だんだんと学校を休むようになりました。「じゃ、明日は一緒に登校してみよう！」と伝えて私も一緒に学校へ行きました。翌日からは、息子の友達が迎えに来てくれて、その週は行けたものの、翌週の月曜日からは「絶対に行かない」と意思が固くなり行こうとしません。理由を聞いてもわからないと言うだけです。

このころから私の心配はピークになりました。日中は我慢していた感情が夜寝室に行くと溢れ出してしまいます。なぜこうなってしまったのかわからず、気づくと涙が溢れてくるような日もありました。息子とは毎日話しましたが、一緒に考えても一向に答えが見つかりません。

私はいよいよ心理カウンセラーに相談しました。ここでわかったのは、先生や友達関係は良好なこと、でも高学年の生徒と軽くケンカになったことがあった、ということでした。

子どもを持つ友人にも相談しました。そのとき彼女が「何か怖いのかな？」と言った一言で、私はセンちゃんが記憶してくれていたことを思い出しました。

息子が不登校気味になったころ、一度は学校に行ったものの校門のところで引き返してきたことがありました。そのときの息子の理由が「学校に行くのが怖い」だったのです。息子に「どうして？」と聞いたのですが、やはり答えは「よくわからない」でした。

私は友人に話すまで理由もわからないまま3カ月くらい悩み、心配をしていましたが、彼女の言葉がきっかけで、ようやく息子の中の「怖い」という感情に辿り着けたのです。その日から、私はぐっすり眠れるようになりました。それまで自分ではずっと寝ているつもりでいたのですが、この日を境に翌朝のスッキリ感が見違えるほど違ったのです。心配で睡眠の質が低下していたことに自分でもようやく気づいたのです。

それからは、どうして学校に行けないのかと心配することはやめ、学校の先生の意見を参考に、息子とこれからのことを話し合いました。2年生では掛け算をやるので、これだけはやっておいたほうがよさそうだねと、二人で納得できたことをやることにしました。そうしていつか学校に行けたら楽しめるように、できる範囲で一緒に勉強をしました。

さらに夏休みには引っ越しを検討しはじめ、秋には引っ越しエリアを決めました。引っ越し先の学校も、息子と見て回り決めました。結局、3年生になるタイミングに引っ越しをして、いよいよ初登校日を迎えました。息子は前日からずっと緊張していましたが、無事に学校へ向かうことができました。

学校から帰宅した息子にどうだったか様子を聞くと、緊張して何も覚えてないと言っていましたが、数日後、通常授業がはじまるころには「学校が楽しい。友達も優しくて面白い」と教えてくれました。

環境を変えたことで、学校への恐怖心がなくなっていることに安心しましたが、この言葉を聞いて息子の姿を傍でずっと見ていた娘が「良かった〜」と涙を流しはじめました。娘は息子より2歳下で、この年から入学でしたが、大好きな兄に「大丈夫だよ。一緒に学校に行こう！」と誘っていました。

娘は自分も引っ越しをして、新しい環境での学校生活のスタートに不安もあったかもしれないのに、その不安を上回るほど兄を心配してくれていたことがわかりました。この日を境に娘の睡眠の質も向上したようで、風邪をひかなくなりました。

私たちは、自分に起きていることはもちろん、家族に起きていることも自分のことのように心配でたまらなくなることがあります。そのまま寝室に持ち込んでしまうとセンちゃんに潜んでいる不安とつながって不眠に陥りやすいのです。

私もそうですが、身近な人のことであるほど感情移入してしまうことが多く、自分一人で抱え込んでしまい、出口のないトンネルに迷い込んでしまいやすいものです。しかも、身内のことだからこそ自力で解決できない場合が多いのです。

ですから、そんなときこそ第三者の力が必要です。心配事を寝室に持ち込んで眠れない夜をくり返すより、まず第三者に相談してみることをおすすめします。自分では気づいていない、トンネルを抜け出るヒントがたくさん見つかりますよ。

横になったら考えるのを止める

心配事を寝室に持ち込まないというお話をしましたが、そもそも寝るときは考え事はやめたほうがいいのです。寝るときはセンちゃんとつながりやすくなりますが、そのタイミングでいろいろ心配事を考えているとセンちゃんに潜んでいるマイナス感情と連動しやすく、答えが見つからない泥沼にはまり込んでしまいます。思考を巡らせていたら、一睡もできないまま朝になったということも起こってきます。

☆横になると心配事が湧いてくる

Iさんは寝るときになると、ネガティブなことばかり考えてしまうのが癖で、なかなか寝付くことができませんでした。

私と出会う一週間前に、ヒーラーさん（エネルギーで人を癒やすパワーを持つ人）に見てもらったそうなのですが、「前世であなたが父親をいじめていたから、今世では逆にあなたが親からいじめられています」と言われたため、寝る時間になるとそのことを考えてしまい、なかなか眠れないと言います。

そこで施術中にお父様の昔の印象をお尋ねすると、「昔から、私の足の太さや顔立ちなどをずっと父に否定されてきたんです」と話してくれました。眠ろうとすると、お父様に対するネガティブな記憶がセンちゃんから溢れてきて、いろんなことを考えてしまうようです。

「最近は少し優しくなったのですが、孫との遊び方もわからないみたいです。私が子どものころも遊んでもらった記憶は一切なく、覚えているのは私を否定してくる言葉と、週末もゴルフばかり行っていて家に全然帰って来なかったことです。

それに私、自分で何も決められなかったんです。中学受験のときは、『お前には女子校が合うから、この学校を受験しなさい』と親に言われて受験したんです。そのまま中学、高校と進んだので、自分がいつも存在しないような感覚で過ごしていました。

そのせいか、自分の子どもたちの進路を決めるとき、同じようにしてきた気がして、心配でいろいろ考えてしまいます」

Ｉさんに息子さんの様子を聞いてみると、家族や友達との距離を一定に保ち、状況を見極めてうまく行動しているようです。

娘さんのこともいろいろ心配で考えてしまうようです。

「娘はどうしてあんなに元気なのか、私には理解ができないんです」

子どもは皆母親を選んで生まれてきているのでお母さんが大好きだから、一緒にいると元気が溢れてくるんだと思いますよと伝えると、

「そういえば娘が小学生のとき、ママと結婚したいからっておもちゃの指輪交換をしたんです。それからは、『今年で結婚何年目になる？ あのときから数えると今年で3年目だね！』なんて話していたこともあります」

と教えてくれました。

「昔はよく一緒にカラオケに行っていましたが、最近娘は家でよくいろんな歌を歌っています」と言いながら、センちゃんに眠っていた楽しい記憶がよみがえってきたようです。次第に表情が柔らかくなり、顔色もとても良くなり、呼吸も落ち着いて、体が緩んでいくのを感じました。

Iさんは横になると考える癖があり、センちゃんに潜んでいるネガティブな記憶や感情が連動して眠れなくなっていたようです。幼いころからお父さんに否定され続けていた記憶や感情、自分をいつも押し殺して生きてきた記憶や感情をセンちゃんから

手放すことが必要でした。

まず、横になったら考える癖をやめることをすすめました。それで眠れるようになれば、睡眠中にセンちゃんが自ら負の記憶や感情を自動的に掃除してくれます。

カラオケなどで声（感情）を出して発散することもおすすめしました。また眠る前は「私って最高！　私っていい女！　私はよく頑張ってる！」と一日頑張った自分自身にポジティブな言葉を思いっきり声に出してみることもおすすめしました。センちゃんに浸透して自己肯定感が高まってくるからです。

睡眠はセンちゃんが癒やされる最高の時間帯

これまでもお話ししてきたことですが、睡眠の質が高まるほど睡眠中に脳はリラックスし、日中のストレスや疲労を回復するといわれます。

睡眠中は浅い眠りと深い眠りが交互にくり返されますが、それによって心身のバランスが整えられているといわれます。また、浅い眠りのときは夢を見やすいですが、それは脳が日中に経験した情報を整理し、記憶として定着させる働きと関係しているようです。

脳のレベルで睡眠を見ると、このような理解になると思いますが、じつは、睡眠中はセンちゃん（潜在意識）中心に意識が働いています。センちゃんにはマイナスの記憶や感情が蓄積していて、知らずうちに顕在意識に影響を及ぼしていることはすでにお話ししてきたとおりです。

睡眠は、そうしてセンちゃんに蓄積したマイナスの記憶や感情が癒やされる最高の時間帯なのです。ですから睡眠の質を高めることが大事ですが、日中、五感（視覚、聴覚、味覚、嗅覚、触覚）を通してたくさん気持ちのいい感覚を味わうとか、寝る前に楽しいイメージを思い浮かべるといったことも、眠っている間の癒やし効果を高めてくれます。

我が家では、夜寝る前に子どもたちと楽しいイメージ遊びをやることがあります。一カ月後に家族で宮古島に行くことになっていたある夜、寝る前にこんなイメージ遊びをしました。

部屋を暗くして子どもたちと手をつなぎ、宮古島へイメージ旅行をすることにしました。

「みんな～準備はできた～?」と声をかけると、子どもたちは、「靴下オッケー、お菓子のグミも入れたよ～!」と次々にイメージしながら答えてくれます。

「よし! 羽田空港に着いたよ」と場面を変えると、「見てママ! ポケモンジェットだ!」「え! 鬼滅の刃がいいよ!」と、イメージの中なので自由に連想します。「よし! どちらも乗っちゃおう!」とケラケラ笑いながら、まずポケモンジェットに乗り込みます。「中も、かわいいね～」「あ! ピカチュウかわいい!」と話していると、「宮古島が見えてきた～!」と宮古島に到着したところで子どもたちは眠りについてしまいました。

翌日の夜は別のところへイメージ旅行をしました。

イメージ遊びをして眠りにつくと、ぐっすり眠れますし、センちゃんの癒やし効果が高まるおかげか、朝は気持ち良く目覚めます。

イメージの世界は自由ですから、皆さんも楽しいことをイメージして遊んでみてください。センちゃんに蓄積されているいろんな記憶や感情が眠っている間に癒やされていきます。気持ちがすっきりしてきて、素敵な未来につながっていくことでしょう。

好きな香りでセンちゃんに安心を届ける

好きな香りはセンちゃんに安心を届けてくれます。

あなたはどんな香りが好きですか。その香りを就寝前に嗅ぐと、気持ちが落ち着いて眠りに入りやすくなります。

香りが脳に届くまでの時間は約0・2秒といわれます。嗅覚は他の感覚と異なり、直接、大脳辺縁系（意欲・記憶・自律神経に関わる脳の部位）に情報を送ります。これにより、香りは記憶や感情に直接影響を与えることができますし、センちゃんにも影響しやすいのです。

たとえば、街中で甘い香りを感じたら、その先にあるシュークリーム屋さんを思い出すかもしれません。香水の香りで昔好きだった先輩のことを思い出すかもしれません。これは、香りがセンちゃんに保存されている楽しい記憶や感情につなげてくれるからです。

このように、大好きな香りは気持ちを落ち着け、センちゃんに安心を届けてくれます。自分の好きな香りを見つけて、就寝時の香りにしてみてください。

私は神社仏閣巡りが趣味です。本殿に入ると、ふわっと感じる線香の香りで気持ちが落ち着き、安心できます。それで我が家では、毎晩20時を過ぎたころ白檀の線香を1本焚きます。すると一気にリラックスして、「あぁ、いい香り〜」と眠る準備が整います。家族でこの香りが好きなので、毎晩この香りを嗅いで布団へ行きます。

枕元にもお香を置いています。これは110年続く「上信堂」というお香屋さんにオリジナルで作っていただいた〝睡眠香〟です。線香のように焚くのではなく、6種類のお香が袋に入っていて、しゃかしゃかと振るだけでいい香りがしてきます。お香は漢方なので、目薬の素になっているお香や、整腸作用やリラックス作用の期待できるお香を絶妙なバランスでブレンドして作ってもらっています。

毎日就寝時に同じ香りを嗅いで眠ると、センちゃんに安心が届きやすくなるようで、眠りに入りやすくなります。

センちゃんに安心が届くスペシャルワード

私がたくさんのクライアントさんにセラピーを行うなかで、センちゃんに安心が届きやすいと感じる言葉（スペシャルワード）があります。ご本人にも試してもらうと好評ですが、そのなかでとくに評判のいいスペシャルワードは次の5つです。

「なるように良くなっている」
「ゆっくり生きよう」
「ありがとう」
「あったわ〜」
「私はできる」

☆「なるように良くなっている」

私たちに起きていることは何であっても、自分が良くなるために起きています。そのときは不安になったり心配になったりすることでも、まったく大丈夫です。すべては「なるように良くなっている」のです。

これは私自身の体験ですが、以前は、セラピーのお客様のキャンセルが出ると、悲しくなったり不安になったりしていました。「キャンセルが出ちゃった。時間が空いちゃった。どうしよう」と一喜一憂していたのです。それがセンちゃんに蓄積された不安から来ていることはわかっていたので、「なるように良くなっている」とセンちゃんに語り続けていました。

すると、キャンセルが出ても気持ちが揺れなくなり、キャンセルが出た日に別の大切な予定が入るとか、都合良く子どもの保護者会が入るとか、友人が旅行で東京に来ていて会いたいと連絡が入るとか、他のお客様の予約が急に入るとか、そんな現象が連続して起こるようになってきたのです。

クライアントさんにも試してもらいましたが、センちゃんに「なるように良くなっている」と語りかけ安心を届けていると、「体の力が自然に抜けてリラックスできるようになった」「熟睡できるようになった」「物事がスムーズにうまくいくようになった」という反応が次々と舞い込んでくるようになりました。

☆「ゆっくり生きよう」

私は東京生まれ東京育ちですが、東京にはせっかちな人が多いように感じます。

私はマグロのように常に泳いで（動いて）いるタイプで、「3人分生きているの？」と言われたこともあるほど、家事や育児、仕事、イベントにと動き回っています。

ところが、そのせいか、落ち着きがなく、イライラしていることがたまにあることに気づきました。これではいけないと気づき、センちゃんに「ゆっくり生きよう」と言葉を届けることにしました。

先に、家族で沖縄の宮古島に旅行に行くお話をしましたが、宮古島では同じ時間が流れているとは思えないほどゆっくりした時を過ごすことができます。日が昇るのもゆっくり、話し方も行動もゆっくりです。待ち合わせ時間が来ても「遅れているけどゆっくり行けばいいさ～ケガするよりいいさ～」とのんびりしていられます。それぐらいゆっくりなんです。

ですから宮古島は、私にとって時の流れを元に戻してくれる場所です。さすがに距離があるので、年に一回ほどしか行けませんから、普段は休日にできるだけゆっくり過ごせる自然が多い場所へ行き、時間のスピードを調整しています。

普段はセンちゃんに「ゆっくり生きよう」と言葉をかけていますが、そうしていると気持ちがとっても落ち着いてきて、呼吸も深まり熟睡できるようになります。

☆「ありがとう」

私は毎日、相手の素敵なところを見つけては声をかけるようにしています。「今日も素敵です！」「今日の格好もかわいいです！」「きゃ〜、これ超タイプです！」のように伝えると、「ありがとう♪」と言葉を返してくださる方もいます。

ところが、「いいえ、そんなことないです〜」と謙遜してしまう人も多いのです。じつは、謙遜するとセンちゃんには否定の感情が蓄積されます。

「肌がキレイですね」「かわいいですね」「今日もとても素敵です」……、そんな嬉しいことを言われ、それを寝る前に思い出してニヤニヤしたことはありませんか。センちゃんに嬉しい記憶や感情として染み込んでいるからです。

私は、嬉しいことを言ってもらえた日は「今日も幸せな気持ちで眠れます。ありがとう」と言葉にしてセンちゃんに届けています。

「ありがとう」と反応すると、自分のセンちゃんにも相手のセンちゃんにも嬉しい記憶や感情として蓄積されていきます。寝るときにも、自分のセンちゃんに「ありがとう」と語りかけると、気持ちが落ち着いてセンちゃんに安心を届けることができ、幸せな気持ちで眠れますよ。

☆「あったわ〜」

センちゃんに潜んでいる不安に気づかずにいると、「あれもない、これもない」と、ないことにばかり目がいきやすくなります。でも、本当に何もないのでしょうか。じつは、そんなことはありません。必ず素敵なことが「あったわ〜」なのです。自分には素敵なところが必ずありますし、周りの人にも必ずあります。

センちゃんに潜んでいるマイナスの記憶や感情に気づかないでいると「ない」ことにとらわれやすくなりますが、気づきさえすれば見える世界は180度変わりますよ。どうしても、ないものにばかり目が行くときは、毎晩寝るときに「なるように良くなっている」「ゆっくり生きよう」とセンちゃんに語りかけてください。それで心に少し余裕が出来てきたら、「ある」ものを紙に書き出し、「あったわ〜」と言葉にしてセンちゃんに届けてみてください。

人によってさまざまですが、たとえば「家がある」「好きな友人がいる」少し極端ですが「空気がある」……、箇条書きしてみたら笑っちゃうくらい「あったわ〜」で溢れてきますよ。センちゃんに「あったわ〜」を連発してください。

きっと幸せに満たされぐっすり眠れますよ。

☆「私はできる」

せっかくやろうと決めたはずなのに、「やっぱりできないかもしれない」と不安になって眠れなくなる人もよくいます。今やりたいことがあったら「私はできる」とセンちゃんに言葉を届けてみてください。

「失敗の数だけ成長できる」という言葉もありますが、私たちは生まれてから、たくさん失敗しながら、できることが増えていきます。ところが、センちゃんに潜んでいる不安に気づかずにいると、そのことを忘れて、失敗したらどうしようと前に進めなくなります。

そんなときは、センちゃんに「私はできる」を何度も届けてください。生まれて間もないころ、転んでは起き上がる、転んでは起き上がる、を何度もくり返しながら、ある日歩けるようになった体験があったはずです。歩けるようになるまで、お尻を打って泣いたり、頭をぶつけても翌朝にはケロッとしていたりしていたことでしょう。そのうち徐々にバランスが取れるようになって、今日は一歩歩けた！　次の日は三歩歩けた！　となります。

それからも、はじめてのことに何度となく失敗しては挑戦して、いろんなことができるようになったのです。

そのころはセンちゃんから「私はできる」という信号が当然のように送られてきていたはずです。それなのに大人になり、マイナスの記憶や感情がセンちゃんに蓄積されるにつれて「やっぱりできないかもしれない」が増えていきます。

「私はできる」をセンちゃんに届けていると、不安が安心に変わっていきます。とくに寝る前が効果的なのでやってみてください。

ほかにもセンちゃんに届きやすい言葉があります。こちらも試してみてください。

・自分を愛してね

・幸せはいつもあなたの中にあるよ

・すべてはつながっているよ
・もっともっと自分を好きになってね
・誰かにならなくていいんだよ
・生きててくれてありがとう
・ちょっと一服しましょ
・目の前にあるものすべてが感謝だよ

脳の思考作業を止める知恵

先に「横になったら考えるのを止める」ことについてお話ししましたが、ここでは脳の思考を一時的に止める知恵についてお話しします。

それは、感覚や感情に意識を集中することです。今、自分がいるここに集中し、自分の五感や感情でありのままを観察します。

たとえば、絵を描く、編み物をする、料理を作る、漫画を読む、ゲームをする、ヨガをする、ランニングをするといった場面を想像してみてください。そのことに没頭していると、五感が鋭くなり、自然と思考は止まっていると思います。

もう一つ、テニスをしている場面を考えてみます。相手がボールを打とうとしているときは、右に来るか左に来るかとボールの方向に集中しています。「行くよ〜」の合図でボールがこちらに飛んできたら、全身でボールを打つことに集中します。打つ瞬間はボールがラケットに当たる感触でボールの速度や強度を感じとります。

このときは、他の思考はほとんど停止していると思います。もし他のことを思考していたら、相手から「もっとテニスに集中してよ」とクレームが入るかもしれません。しばらくラリーをしていると汗が流れ、心地良い疲労感も感じるでしょうし、友人と一緒にテニスに没頭し楽しんでいる快感も得られるでしょう。このようなとき、脳の思考作業は自然に休止しています。

近所に散歩に出かけるだけでも同じような状態を体験できると思います。そのときは、できれば携帯などは家に置いて出かけることがおすすめです。

靴を履くときは、靴に触れる足の感覚から味わってみてください。一歩ずつ歩くたびに地面に足の裏側が触れる感覚も味わってください。コンクリートや土、芝の上の感覚の違いも感じとるようにします。日向と日陰で感じる陽射しの感覚の違い、周囲から聞こえてくる車の音や人の声、空を舞う鳥のさえずりなどにも意識を向けます。咲いている花があったら色合いや香りに関心を向けます。

そうして五感をフルに働かせて今ここにいる自分の感覚に意識を向けていると、自然に思考は停止状態になります。

水を飲むだけでも、同じように五感を働かせていると自然に思考が止まっています。いつもは無意識に飲んでいるでしょうが、五感を意識して飲むと、コップに触れた手や唇の感覚、口に含んだ水が喉を通り、体の中を通る感覚や音を味わいます。わずかな時間ですが、水を飲むたびに五感を意識すると、そこでも思考を休めることができます。

本当は、どんな行動にも感覚がともなっています。五感を使って気持ちいい感覚を味わうと、そのままセンちゃんに蓄積していきます。睡眠にも良い影響を与えることは間違いありません。

2章

人生が変わる
センちゃんとの賢い付き合い方

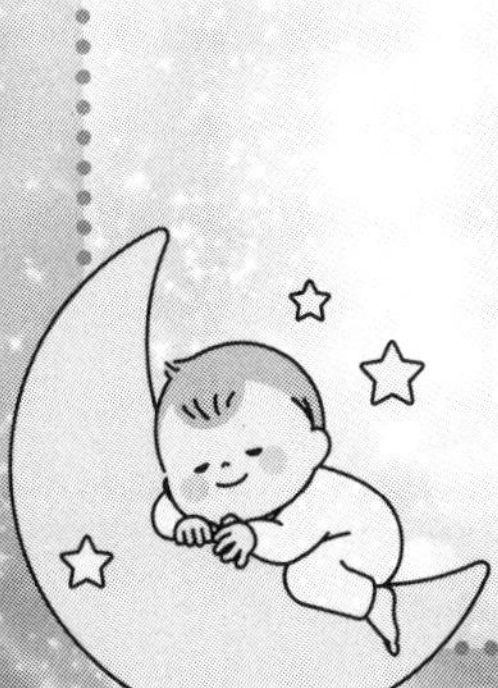

センちゃん（潜在意識）はアイデアの宝庫

一日中考えても先が見えず悩んでいた問題が、翌日には素晴らしいアイデアがひらめいて、あっさりと解決してしまったという経験はないでしょうか。イギリスの小説家メアリー・シェリーのフランケンシュタイン、アルベルト・アインシュタインの相対性理論、マハトマ・ガンディーの非暴力主義などは、寝ている間に夢で見たアイデアがヒントになっているともいわれます。

これらも、センちゃんからのアイデアを上手に受信したことで生まれた偉業だと思われます。

私は「何かいいアイデアがないかな」と思ったときは、夜寝るとき「センちゃんに任せちゃおう！」と切り替えて眠ってしまいます。こうすると、センちゃん（潜在意識）がナイスアイデアを教えてくれる体験が多いからです。

夜にぐっすり眠り朝起きてすぐに、「良いアイデアがひらめいた！」となります。すぐにひらめかないときは、今日はダメかなと思いながら台所で朝ご飯の支度をしていると、そこで素晴らしいアイデアが次々にひらめいてくることもあります。そのアイデアは、前の日に顕在意識で考えたものとは全く違うものなので、センちゃんが教えてくれたものだとわかります。

できるだけ具体的なアイデアをもらうには、センちゃんに達成したいことをできるだけ具体的に伝えることです。

その方法として、寝室に行く前に紙に書きだしておくことがおすすめです。こうすると、センちゃんからの情報がより具体的になります。

目が覚めてすぐにアイデアが浮かんだら、あるいは夢で教えられたら、それらをすぐにメモしてください。覚えているつもりで顔を洗ったり、水を飲んだりしていると、その隙に忘れてしまうことが多いからです。

センちゃんの可能性は無限大です。顕在意識が働かなくなった睡眠中でもセンちゃんは働き続けてアイデアを準備し、それらを夢やひらめきとして教えてくれます。一生懸命に考えても全然アイデアが浮かんでこないようなときこそ、眠ってセンちゃんに委ねてみてください。

センちゃんは広大な知恵の海を航海し、アイデアを収集します。しかも、睡眠中はセンちゃん中心の状態になりますから、目覚めたときはアイデアを受け取るチャンスなのです。

受け取ったときは「あれ？　もしかしてこれかも！」という感覚で新しいアイデアが湧いてきます。

自律神経はセンちゃんと深くつながっている

自律神経とは、全身の器官をコントロールする神経系のことをいいます。24時間365日働き続け、私たちの体を調整してくれています。

自律神経には、昼間の活動時に優位に働く交感神経と、夜間のリラックス時に優位になる副交感神経の2種類があります。交感神経には体を覚醒状態に保つ役割があり、それによって昼間の体は元気に活動できます。夜は副交感神経が優位に働くことで体の緊張が緩み休息状態になることで睡眠に入ることができます。

ところが、夜も交感神経が優位なままだと体はリラックスできず緊張したままで、心拍数や血圧は日中のまま、感情も落ち着かず眠ることが難しくなります。

私のセラピー体験では、センちゃんに処理していない感情があり、それが自律神経に作用することで、交感神経の興奮状態が夜も続き、眠りを妨げていると思われることがよくあります。

セラピーで、こんなお話を伺うことがあります。その方はコンサートを聴いた後は、興奮して眠れないと言います。興奮した後は交感神経（興奮）が優位になり、夜になってその状態が続いてしまうためです。そのまま朝を迎えてしまい24時間眠れないと、血中アルコール濃度が0・1％ある状態と同程度まで認知能力が低下します。日本の酒気帯び運転の取り締まりが0・03％からなので、0・1％はその3倍以上の濃度です。記憶力、判断力、集中力が低下し、あらゆることに誤認が生まれやすくなります。

それくらい副交感神経を優位にして睡眠を取ることは大事なことなのです。センちゃんに処理されないままの強い感情があるほど交感神経優位な状態が夜まで続きます。

ですから、コンサートなどで興奮した帰り道は、「あの曲が最高だった。あのときの笑顔が可愛かった」とコンサートで感じた感覚を振り返り、そのまま受け止めます。そうすることで、少しずつ副交感神経が優位になっていきます。

興奮しているときは心拍数が上がっていることも多いので、深呼吸をしながらしっかり幸せを味わいましょう。交感神経（興奮）は落ち着き、副交感神経（リラックス）が優位に切り替わっていくことでしょう。

帰宅後は、湯船にゆっくり浸かることで、さらに副交感神経が優位になり、入眠をスムーズにしてくれます。

ちなみに、入浴は少しぬるめの38度〜40度くらいが副交感神経のスイッチをオンにするのに適しています。

睡眠には手足の体温と深部体温（体の中の温度）が深く関係しているといわれます。起きているときの深部体温は手足の体温に比べおおよそ2度高くなっていますが、寝るときは熱放散といって手足から内部の熱を放出することで二つの体温の差が縮まり、眠気が発生します。

40度のお湯に15分浸かると深部体温が0・5度ほど上昇し、お風呂から上がって90分後くらいで手足の体温と深部体温差が縮まり、睡眠にとってベストな状態になるといわれます。

コンサートなどで帰宅した後は湯船に浸かる時間がないこともあると思いますが、時間がなければ体や頭を洗っている間に足湯に浸かるのもおすすめです。

これは意外に知られていないことですが、寝る前に交感神経が優位になりやすいのが筋トレです。とくに寝る前に行うと寝付きが悪くなる可能性があります。また、筋トレは成長ホルモンの分泌を抑制するため、寝ている間の筋肉の回復を妨げることもあります。せっかく筋トレをするのであれば、寝る前は避けましょう。おすすめは、就寝3時間前までに終えることです。

夕方以降は、副交感神経が優位になるストレッチやヨガなどにし、一日頑張ったあなたの体を労わりましょう。

幼少期にセンちゃんに刷り込まれた記憶や感情が人生を左右

0歳～10歳ころの幼少期はセンちゃんに防御壁（クリティカルファクター）がないため、良い悪いにかかわらずすべてを受け取ります。お母さん、お父さん、おばあちゃん、おじいちゃん、幼稚園や学校の先生やお友達、一緒に過ごす時間が長い人の言葉遣いや感情表現などが似てくるのも、そのためです。小さなお子さんが動き出すときに「よいしょ」と言っているところを見たことがありますが、きっとお母さんの口癖が移ったのでしょう。

子どものころ、親や身近な大人にかけてもらった言葉を覚えていますか。「こうするとうまくいくよ」「これは危ないよ」と教えてもらったり、「いいぞ！　いいぞ！」と褒めてもらったり、「頑張れ！」と励ましてもらったりしたかもしれません。そのころはすべてがセンちゃんによく沁み込みますので、その後の人生の生き方にも強く影響します。たとえば、プラスの行動や言葉を受け取っていると、センちゃんにはプラスの生き方がしやすい土台がつくられ、マイナスの行動や言葉を受け取っていると、センちゃんにはそうなりにくい土台がつくられていきますが、睡眠の質にも関係してくることは、これまでお話ししてきたとおりです。

あなたの幼少期のセンちゃんにはプラスとマイナス、どちらが多く蓄積されていたでしょうか。振り返ってみてください。

・プラスの行動

おんぶ・抱っこ・撫でる・抱きしめる・見守る・うなずく・任せる・信頼する・微笑む・添い寝をする・関心をもつ・拍手する・会釈する・目を合わせるなど

・プラスの言葉
褒める・励ます・挨拶する・話しかける・感謝を伝える・賛成する・許す・教える・認める・謝る・相談にのる・勇気づける・誘う・遊ぶなど

・マイナスの行動
叩く・つねる・蹴る・抑える・押す・見下ろす・にらむ・嫌な顔をする・顔をしかめる・恥をかかせる・自由を奪う・感謝や行動をコントロールする・無視する・ほったらかすなど

・マイナスの言葉
叱る・バカにする・けなす・責める・反対する・悪口を言う・不満を言う・文句を言う・命令する・非難する・嘘をつく・信用しない・邪魔をする・軽蔑する・屈辱する・秘密をばらすなど

おそらく、ほとんどの方はプラスとマイナス、どちらもあると思います。ここで大事なのはプラスだから良い、マイナスだから悪いと区別することではありません。プラスとマイナスがあることに気づくことです。

それができたら、次は寝る前に「そういえば、過去にこんなことがあったな～」と思い出しながら、そのマイナスの行動や言葉をプラスに書き換えてセンちゃんに浸透させていきましょう。

たとえば、「仕事が遅い」といえばマイナスに聞こえますが、「丁寧に仕事をする」と認めてプラスに書き換えます。そうしてプラスを増やして自分で自分を肯定していくと、人もあなたの良いところを見てくれるようになります。そして、あなたのことを好きになっていきますよ。

プラスの行動や言葉に対しては、今ここでもう一度幸せな感情や感覚を味わってみてください。幸せな感情は何度でも味わって浸っていいんです。お母さんに抱きしめてもらったこと、お父さんの膝の上でテレビを観ていたこと、おばあちゃんに保育園にお迎えに来てもらい、１００円分の駄菓子を買ってもらって手をつないで帰ったこと……。「本当に嬉しい。幸せだな～」と、今ここで感じることで、今のあなたに次々と幸せを呼び込みます。

ふっと思い出したときが感情処理するチャンス

幼少期に身に付いた条件付き行動は、思い出したときに感情とともに処理しましょう。そのままにしておくと、大人になっても同じような状況をくり返してしまうことがあります。

たとえば、3歳の長男と8カ月の次男がいるお母さんを考えてみましょう。下の子は小さいので、泣きはじめると抱っこします。上の子はまだまだ甘えたいのに、お母さんが弟ばかり構うのが嫌で、弟を叩くことがあります。そのたびにお母さんから怒られますが、何度もくり返します。

その行動パターンは小学校に入っても続きます。好きな女の子にちょっかいを出して怒られると、それが気にかけてもらえているように感じて嬉しくなります。そのまま大人になると、誰かに構ってもらいたくなると、素直に伝えられず相手を困らせる、そんな性格になるかもしれません。

根っこにあるのは、相手を困らせると関心を持ってもらえるという意識がセンちゃんに刷り込まれてしまっていることです。こうして幼少期に刷り込まれた意識は、本人にとっては自分の意識そのものになっているため、その根っこがセンちゃんにあることになかなか気づけません。それに気づいて書き換えることができれば、今の意識が変わりますし、睡眠も改善されていきます。

人の心理はとても複雑で、簡単には変わらないと考えるかもしれませんが、センちゃんのことがわかると、とてもシンプルなのです。なんせセンちゃん自体がとてもシンプルだからです。

先ほどの兄弟のことでいえば、弟が泣いてお母さんが抱っこしたのはお母さんの優しさであり、同じ優しさが自分にも注がれて安心できた記憶や感情があることに気づきます。すると、心が安らいできますよね。

そして、そのときは見えていなかっただけで、弟にお母さんを奪われた気分になって寂しかったんだなと捉え直すことができるでしょう。

そうして当時の自分の想いを受け入れるなかで、大人になっても人に構ってもらいたい自分がいることを認めることができるようになります。今の自分をもっと構ってあげよう、大事にしてあげようと思えるようになり、そこから少しずつ変わっていきます。

「子どものころのように好きな女の子にはちょっかいを出すよりも、困っていたら相手を助けてあげよう。そのほうが喜んでくれるかもしれない」と考える大人の自分がいることに気づきますよ。


また、何かの拍子に、子どものころの自分を思い出したら、そのままにしないでください。そのときはどんな感情だったか振り返り、気づいたらその感情を味わってください。


たとえば、すぐヒステリックになってしまう自分が嫌で悩んでいるとします。

それは、子どものころの体験がセンちゃんに蓄積され、今の自分に影響しているからかもしれません。お母さんがうまくいかないとすぐヒステリックになるため、それを見ているお父さんはいつも気を遣っていたということもあったかもしれません。それを見ていた子どものセンちゃんには、「ヒステリックになれば周りが気を遣ってくれる」という記憶や感情が蓄積されます。

それを処理しないままだと、大人になっても、ヒステリックになれば周りが気を遣ってくれると知らずしらず思ってしまいやすいのです。もし、センちゃんに仕舞い込まれていた子どものころに気づいたら、大人になった自分の考えで見直し、書き換えます。

「お母さんはあのとき、何か嫌なことがあったのかな。あのときお父さんは、気を遣う方法しか思いつかなかったのかもしれない。お母さんと向き合い、話を聞いて少しでも感情を吐き出させていたら、違っていたかもしれない。これからは、自分がヒステリックを起こしそうになったら、そのときの自分の感情と向き合っていこう」

そうしていると、ヒステリックになりやすい自分が変わっていくようになります。

ヒステリックだけでなく、私たちは子どものころにセンちゃんに蓄積された記憶や感情のために、今の自分に苦しんでいることがあります。たとえば、

・悲しみに浸っていれば、誰かが助けてくれるに違いない
・怒っていれば、相手はきっと優しくしてくれる
・不幸にしていれば、みんなが気にかけて愛してくれる
・じっと我慢していれば、トラブルはすべて解決する
・いじけていれば、相手が謝ってくれる

・自分は被害者だと思っていれば、自分の意見に周りが合わせてくれる
・イライラしていれば、周りが気遣ってくれて自分の思い通りになる

いかがですか。当てはまるものはありますか。もし気づかれるものがあったら、センちゃんに眠っている記憶や感情を意識してみてください。子どものころの自分が味わった感情がそのままになっているかもしれませんよ。そして知らぬ間に、同じパターンをくり返しているかもしれません。気づけた日が吉日です。

センちゃんに仕舞い込んでそのままになっていたお母さんの一言が、その後の人生に影響を与えることもあります。

「子どものころ、怒ってかんしゃくを起こしていると、お母さんがよく『あなたは眠いだけなのよ』と言っていたからか、大人になっても嫌なことがあると眠くなってしまいます」

「子どものころ、お母さんにいつも『お腹が空いているの〜?』と言われていたからか、今でも嫌なことがあると、つい食べてしまうのが癖になっている」

こんなふうに、親の使う言葉は驚くほどに子どものセンちゃんに浸透し、その後の人生に影響します。今自分が苦しんでいる生きにくさは、そうしてセンちゃんに蓄積

された記憶や感情から来ているかもしれません。

今あなたがお母さんとして、もしかしたら自分も母親と同じことをくり返しているかもしれないと感じたら、センちゃんに処理されないまま蓄積されている記憶や感情が影響していないか意識してみてください。

「こういう親にだけはなりたくない！」と思いながら、同じような親になっていると気づいて、ドッキリするなんてことは結構あるものです。あるいは、「親みたいな人は選ばない！」と思っていても、同じような人と結婚していたという話もよく聞きます。センちゃんに潜んでいるマイナスの記憶や感情が、親に似た人を引き寄せているのです。

もし、ふと子どものころを思い出したら、それだけで終わらせないことです。センちゃんを書き換えるチャンスですよ。

☆「私は5歳までの自分を覚えていない」

Sさんは、自分の未来を思い描こうとすると霧がかかり、進む道が見えないと悩んでいました。次のステージが見えて「行ける！」と思っても、すぐにぼやけてしまい、その先に進めなくなってしまうそうです。

「私は次のステージに進みたい。今の自分を変えないと、同じことをくり返す気がします。なぜそうなるのか、原因を知りたい」と、セラピーを受けながら話してくれました。

そこで、Sさんと一緒に探ってみることにしました。

まず、Sさんに幼少期のことをお尋ねしました。すると、「私、5歳までの自分を覚えていないんです。多分両親が離婚したのがそのころだから……。きっと嫌なことがあったんだろうなぁ」と言います。

私は、「嫌なことがあったとき、毎日その感情と一緒に生きるのって辛いですよね。それでも毎日何となくでも過ごせるのは、センちゃんがその記憶や感情を適当に整理し蓋をしているからです。消えてなくなったのではなく、センちゃんの奥の方に仕舞い込まれただけなんです」と説明しました。

もしかしたら、そこに霧がかかるヒントが隠されているかもしれないと思い、5歳のときの自分と少しの時間向き合ってもらいました。すると、Sさんが以前ある人に前世リーディングをしてもらったことがあり、「前世で小さいころに生贄になった経験がある」と言われたことを思い出しました。

「怖かったでしょうね。生贄になるような境遇だったとしたら、そんなところから早く解放されたのは良かったのかもしれませんね」と話しかけたとき、Sさんの体から力が抜けてリラックスしていくのがわかりました。

次は、5歳のときの自分に何をしてあげたら喜んでくれるか尋ねてみました。自分が小学生のころは羽への憧れがあり、空を自由に飛ぶ夢を見たこともあったと話してくれました。

「これからしばらくの間、自分の中にいる5歳の女の子を『いっしょに頑張ろう』と励ましながら、羽を渡すイメージをしてみてください。きっと未来をイメージできるようになりますよ」と伝えました。

自分のセンちゃんと向き合い、「いっしょに頑張ろう」と話しかけていると、Sさんの心の霧が晴れてきて、自由に未来を思い描くことができるようになったと伝えてくれました。

感情処理するために有効な方法

感情処理をせずに過ごしていると、とくに睡眠時にセンちゃんに蓄積されていきますが、それはスタンプカードにスタンプが押されていくような感じです。しかも、そのスタンプカードが満タンになったら、その感情を無意識に、自分より弱い立場の人に向けてしまうことがあります。

たとえば、お父さんの会社での怒りがセンちゃんのスタンプカードで満タンになると、無意識にその怒りがお母さんに向かいます。そのお母さんの怒りが今度は子どもへ向かいます。子どもは学校で、その怒りを自分より力が弱い友達に向けます。そうして友人へと。解消されない怒りは人から人へ伝わっていきます。これに終止符を打つには、気づいた人がセンちゃんに蓄積された感情を処理することです。

ここで、そのために有効な方法として「再体験による感情処理法」を紹介します。

【再体験による感情処理法】

①その感情を感じた場面をイメージして再体験する
②何度もその感情を感じたことがある場合は、できるだけ最初に感じた場面をイメージして再体験する
③その感情以外に、隠れた感情がないか探ってみる（別の感情が隠れていることも多い）。もし見つかったら、その感情を感じた場面をイメージして再体験する。
④今後、もしその感情が湧いてもすぐに修正すると決断する

このように処理を進めていきます。

☆幼少期の感情が大人になってから現れて子どもにぶつけてしまう

Cさんから、イライラすると子どもを叩いてしまうこともあり、夜はなかなか眠れないという相談を受けました。

私が「あなたはどうしたいですか？」と尋ねると、Cさんは「子どもにイライラをぶつけるのをやめたいです」と打ち明けてくれました。「では、どうしたらいいと思いますか？」と尋ねると、「子どもにイライラしなくなったらいいのですが」と話してく

れました。

ここで大切なのは、今の状況を把握したうえで、これからどうなりたいか自分で決めることです。

それができたら、次はセンちゃんに潜んでいる記憶や感情を再体験します。

私が「最近、子どもにイライラして、ぶつけてしまったときに身を置いてください」と声がけをすると、Cさんは「子どもが、お母さんお母さんと甘えてきます」と嫌そうな表情を浮かべました。そのときの感情に身を置いてもらうと、「イライラします。なんだか子どもを叩きたくなります」と教えてくれました。

次に「この感覚はいつごろからありますか?」と尋ねると、「だいたい私が5歳くらいから」と教えてくれました。

そのころの覚えている場面をイメージしてもらうと、「お母さんが、お姉ちゃんだから甘えちゃダメと怖い顔で怒っています」と泣きそうな表情で教えてくれました。

その感覚に身を置いてもらうと、「とてもイライラしています」と話してくれたので、それは「お子さんにイライラしているときと似ていますか?」と尋ねてみました。そのときCさんは体を強張らせながら「よく似ています」と答えました。

Cさんの目の前にお母さんがいると思って、言いたいことを言ってもらおうとすると、「本当は甘えたいけど、そう言うと怒られるから言えない」と号泣です。Cさんは、子どものころの自分がとても悲しかったことに気づいたのです。あとは、ご自分でその感情と向き合い、少しずつセンちゃんに蓄積されていた悲しみの感情を処理していこうと決断できたのです。

最後は、同じ感情が出てきてもすぐに修正すると決意します。ここまで一通りですが、これをくり返していると、センちゃんに蓄積された記憶や感情が確実に書き換えられていきます。

Cさんにこれからのことを尋ねると、「私は今まで人に甘えようとしませんでした。それももうやめます」とおっしゃいました。さらに、「ずっと言いたいことが言えませんでした」と言います。どうしてそう思うのか考えてもらうと、「きっと怒られるから」と言葉を詰まらせます。その感覚も、5歳くらいに親に対して感じたのが最初だったそうです。

「本当はどのようにしてもらいたかったんですか?」と尋ねると、「優しく頷いて聞いてほしかった」と言われます。「じゃ、それをイメージの中で体感してみましょう」と伝えて、実際にやってもらっているうちに、「私も子どもに、忙しいからとか何かと理由をつけて聞いてあげられていません」と気づかれました。これからは子どもの話を頷いて聞いてあげることを決意して、この日の感情処理を終えました。

Cさんの場合は自分の意見を言えない理由がありましたが、そもそも自分の意見を考えられないという場合もあります。おそらく、親や先生など身近な大人が代わりに考えてくれていたのかもしれません。

じつは、このケースが結構多いのです。大人になっても自分の考えを持てず周りに合わせていることもあります。このことに気づいたら、まずは周りに自分の意見を言ってみたり、自分で選択したりすることを心がけてください。それによってセンちゃんに蓄積された子どものころの記憶や感情が癒やされ、書き換えられていきますよ。

こういうお話をしますと、「子どものころから、自分は何をやりたいのかわからないんです」とおっしゃる方もいます。それは、「わからない」と思い込んでしまっているか、「やりたいこと」を大きく捉えすぎているだけです。もしくは、「やりたいと思っても、どうせできない」とか「やってはいけない」と思い込んでいるからだと思います。

やりたいことに大きいも小さいもありません。今日のランチに「これを食べよう」「あれを食べよう」でもいいのです。

自分からやりたいことをやることで、自分を満たすことです。少しずつやりたいことが広がっていきますし、それにつれてセンちゃんの感情処理も進んでいきますよ。

くり返しますが、ちょっとしたことでいいのです。好きな洋服を買う、好きな髪形にしてもらう、マッサージに行く、好きなドラマを見る、本を読む……。そうして自分を満たすことを積み重ねていくと、自然にセンちゃんの感情処理が進みます。

気づいたら、周りの人に喜びや楽しみが連鎖したり、周りの人の良いところを見つけられるようになっていたりします。不眠も改善されてきて熟睡できるようになりますよ。

センちゃんが変化してくると、仕事や趣味、恋愛などで自分の望む方向に物事が進むことが増えてきたなと実感できます。人やペットや天気など、普段気にしていなかったことがとてもありがたく感じられ、感謝の気持ちが溢れ出してくることも多くなります。

感謝の気持ちは最高です。感謝をすればするほどにセンちゃんはプラスに働いて素敵な出来事を運んできてくれるようになりますよ。

頭の中に浮かぶイメージはセンちゃんが管理している

梅干しをイメージしてください。いかがでしょうか？　私は、赤くてしわしわの3センチくらいの大ぶりの梅干しをイメージしていると、口の中で酸味を感じて唾液がじわぁ〜と出てきます。そのイメージだけで白いご飯を食べたくなります。私のセンちゃんにはそんなイメージを呼び起こす記憶や感情が入っているからだと思います。

スポーツ選手がイメージ力をうまく使っていることはよく知られていますし、その他の分野でもイメージ力を使って目的を達成していることが多いのです。誰でもイメージ力を使いこなせば、人生を豊かにすることが可能です。それにはセンちゃんの働きを知っておくことが必要です。

まず脳の機能からイメージについて考えてみます。たとえばスポーツマンの多くはイメージ力をうまく使っているといわれます。実際の試合の場面をイメージし、プレ

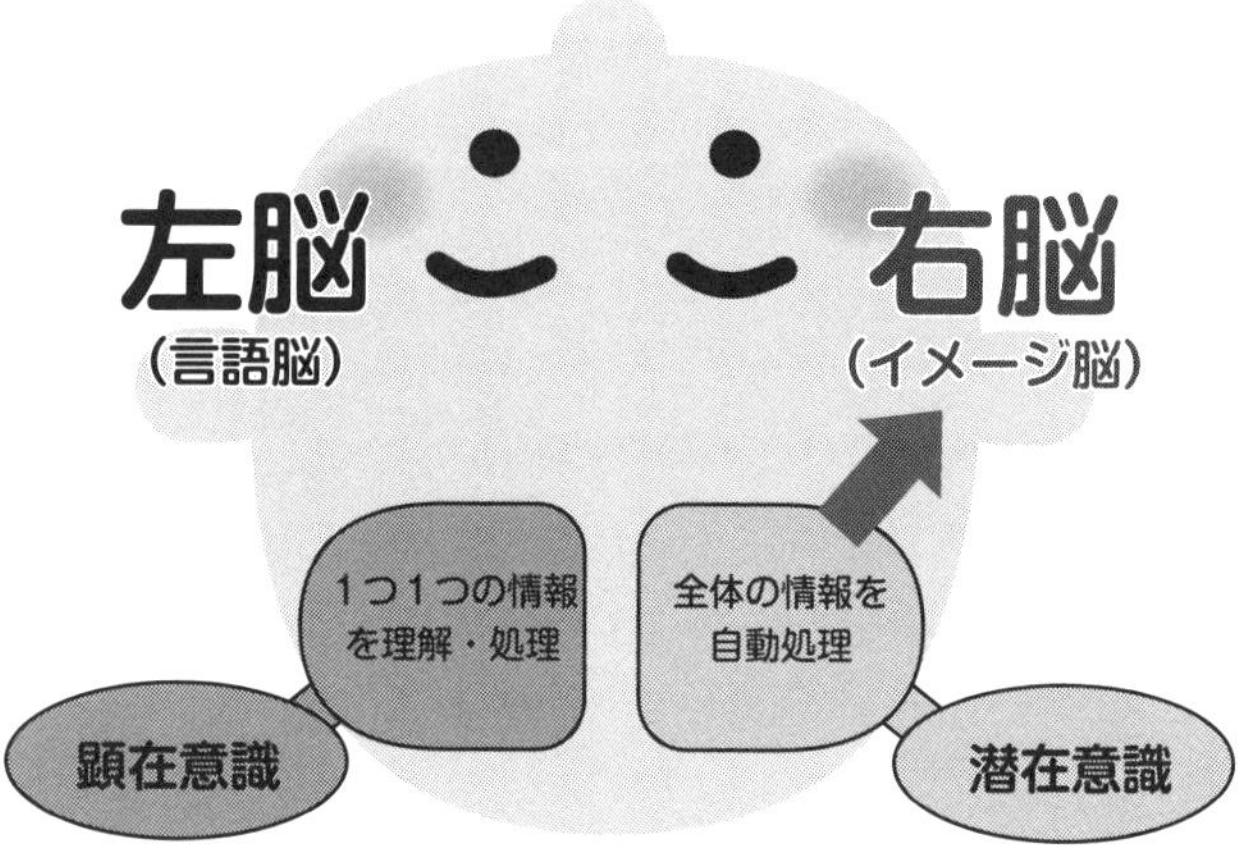

ーしている様子をイメージしながら準備するわけです。
もちろん、理論的に体の動かし方を理解しておくでしょうが、イメージを使って体験しておくと、より勝率が高まるのだと思います。
このとき脳の中では、言葉を使って理論的に考える左脳と、物事全体を一つのイメージで捉える右脳が機能しています。たとえば「私は左脳派なのでイメージするのが苦手」という人がいますが、それは右脳がうまく機能していないからです。
センちゃんとつながっているのは右脳です。現在の教育は左脳中心になっていると思われますが、確かに左脳派の人が多そうです。理論を理解したり、計算をしたり、いろいろな知識を覚えたりすることで左脳を使うことが多かったからです。同じく右脳も使う機会を増やせば活性化します。そのひとつがイメージすることです。最初は苦手でもくり返していると、右脳が活性化してイメージ力がアップしてきます。

その効果は右脳だけにかぎりません。右脳とのつながりが深いセンちゃんへのアクセスも良くなります。

センちゃんはとてもシンプルに反応しますから、イメージしたものはすべてそのまま受け止めます。ですから、寝る前にイメージを浮かべるときはポジティブなイメージを浮かべることがとても重要です。

心配性の人や、なんだかいつもうまく行かないと思っている人は寝るときもネガティブなイメージを浮かべているかもしれません。今まで何度も挫折や失敗をしてきたから、寝る前だってネガティブなイメージばかり浮かんでくるとあきらめないでください。

電球を発明したエジソンは、「私は一度も失敗したことがない。電球が光らないという発見を今まで2万回しただけだ」と名言を残してくれています。失敗は失敗としてそのまま受け入れていたのです。そのほうが、それでも成功できるというポジティブなイメージを持てるからです。

もしネガティブなイメージが出てきても、「だからダメなんだ」と否定せず、そのまま摘まみ上げてゴミ箱に捨てるようにポイッと捨てます。1回や2回では変わらないかもしれませんが、ポジティブなイメージが出てくるまで何度でもネガティブなイメージを捨ててください。どこかで必ず変わりますよ。

日頃から五感を使うようにすることもセンちゃんを刺激してイメージ力を高めることにつながります。

睡眠をイメージするときは、センちゃんに届きやすいシンプルな言葉、たとえば「目覚めスッキリ」「熟睡」などと声かけしながらイメージするといいですよ。

人と人はセンちゃんを通してつながっている

日本文化を表す言葉のひとつが「以心伝心」です。文字や言葉を使わなくても心と心が通じ合うという意味ですが、どうしてそんなことが可能なのでしょうか。本書を読まれている方はもうおわかりだと思いますが、私たちはセンちゃんの力によって互いにつながっているからです。

私の体験でも、友人と一緒にいるとき同じタイミングで話しはじめたり、歌い出したりすることはよく起こります。りんご食べたいなと思っていたら、母と祖母が同時に買ってきてくれたこともあります。

以心伝心にかぎらず、自分の身に起こったことではないのに、当事者と同じような感覚を味わうことはよくあると思います。たとえば子どもが扉に小指を挟んでしまったとき、それを見て、自分は挟んでいないのに「ぎゃっ!」と叫んでしまいます。痛い感覚も伝わってきます。あるいは、「卒業式に泣かないぞ!」と決めていたのに、周りで泣いている人を見てもらい泣きしてしまうこともあります。

これは私の修学旅行でのことですが、夜就寝時になっても話が盛り上がり、このまま寝ないでいようと思っていました。ところが先に眠気に襲われる子を見ていると、その波動が他の子にも連鎖していき、「そろそろ寝ようか」という雰囲気になって部屋全体がスースーと寝息で包まれていきます。

どうしてこうしたことが起こるかといいますと、人はセンちゃんでつながっているからです。

以前セラピーを受けに来てくださった方から聞いた言葉です。

「幸せなのは自分だけじゃだめなの。家族も、大切な友人もみんな幸せでいないとね。私の幸せはみんなの幸せ、周りの幸せは私の幸せにつながるから。みんながニコニコ笑っていてくれたら、私の笑顔になるでしょう?」

まさにコレです。自分と周りにいる人たちはセンちゃんでつながっているので、あなたも周りも同じ感覚を味わうことができるのです。とりわけ大切な人といるときは「一緒にいられて幸せだな〜」「大好きだな〜」と感じ合えるだけで幸せになります。

そんなふうに幸せな気分がセンちゃんを通して伝わっていくことは素晴らしいのですが、マイナスな気分もセンちゃんを通して伝わっていきます。たとえばストレスが溜まったときは誰かに聞いてほしくなりますが、話さなくてもセンちゃんを通して伝わっています。私は愚痴やイライラしたときのお話を聞きながらセンちゃんの感情処理のお手伝いをすることがありますが、そのような日は仕事が終わり帰宅後にいつもと同じように家事をしていても、子どもの反応にイライラすることがあります。まさかの感情の伝染です。以前はそのことに気づかずイライラして子どもを怒ってしまったこともありました。反省です。

センちゃんを通して人の感情が伝染することを自覚するようになってからは、イライラするのは自分に原因があるからだけでなく他の人から伝染している場合もあることを気づけるようになりました。そんなときは、できるだけ散歩して感情処理してから帰るようにしています。時間がなく直帰するときは処理しきれていないので、「ごめん。ママ今日イライラをもらってきちゃったの。お風呂で流すまではイライラしちゃうからそっとしておいてくれる?」と、今の状況を話すようにしています。子どもたちは「ママ、今日もお疲れ様」と、そっとしておいてくれます。

☆イライラがセンちゃんを通して伝染

Mさんは二児のママで、ときどき動けなくなってしまうほど体調不良になってしまいます。イライラしてきて、夜になると「なぜこうなってしまうのか、いつになったら元気になるのか」と自分を責めてしまい、なかなか眠れないことが多かったと言います。そんななかでセラピーを受けに来られました。

まず、体調不良になるパターンを一緒に見つけることにしました。Mさんが体調不良になるのはどんなときが多いか振り返っていただくと、旦那さんの仕事が忙しくて家でイライラしているときだと気づきました。旦那さんは、イライラしていると、物を置くときにいつもより音を立てたり、自分や子どもに対する言葉がきつくなったりするそうです。

「何かあったの？」と聞くと、「会社で、上司は指示だけして動かない」「部下は指示をしても全く聞き入れず、動きが悪い」「話しても無駄だ」と話します。Mさんは「大変だねぇ」と聞いているのですが、旦那さんのイライラが伝染して夜は眠れず、翌朝は体調不良で動けなくなってしまうそうです。どうも、旦那さんの言葉が強くて自分が言われている気分になるようです。

Mさんの生まれ育った環境は、家族とも友人とも仲が良く、喧嘩をしたことや怒られた経験がなかったそうです。イライラした経験も少なかったので、そのストレスの発散方法もわかりません。そんなMさんが旦那さんの愚痴を聞いていると、自分が否定されている気がしてきてイライラするのですが、それを処理することもできません。そのまま体に現れていたのです。

感情の伝染のことを考えると、旦那さんも一緒に笑顔にする必要があります。Mさんに、旦那さんのセンちゃんを書き換えるための方法をお伝えしました。寝る前にベッドで毎晩、その日あったことを旦那さんから聞くのです。

旦那さんに「今日は、どうだった?」と聞くと、いつものように愚痴を言ってきますが、「よく頑張ったんだね」と認めてあげるようにします。それから、その日起きた出来事に対して、本当はどうしてほしかったのか聞いてみます。

Mさんは、それは「悲しかったね」「寂しかったね」「嫌だったね」と、そのときの旦那さんの感情を言葉にして声かけをしました。すると、3日目くらいから「今日は上司が自分の話を聞いてくれてなくて悲しかった」と感情を交えて話してくれるようになったそうです。話し方のパターンが変わってきたのです。

それからは、旦那さんが「悲しかった」と言ったら「悲しかったね」と、「嫌だった」と言ったら「嫌だったね」と、旦那さんの感情の言葉をくり返して伝えるようにお願いしました。それによって、旦那さんが自分の感情に気づき、センちゃんに蓄積された感情を再処理することもできるからです。

旦那さんの感情処理が進んでイライラしなくなるにつれて、Mさん自身のイライラも減っていきました。夜は安心して熟睡できるようになったようです。

それから一カ月経ったころには「最近は周りのみんながよく頑張ってくれている」「上司の指示出しに関してもうまく切り替えられるようになった」「部下も自ら気づいてやってくれるようになったんだ」と、同一人物とは思えないほど出てくる言葉が変化してきたそうです。

Mさんによれば、旦那さんの睡眠の質も上がり、自分自身に対してポジティブでいられるようになって、家庭でも会社でも周りに笑顔で接することができるようです。

心を満たしているとセンちゃんが最高の幸せを引き寄せてくれる

「久美子さんは、いつも何でそんなに元気なんですか？」と言われることがよくあります。私は人の感情が手に取るように感じられるタイプなので、感じるままにしているとセンちゃんにマイナスの感情も蓄積されていきやすいのです。ですから、誰より私にとって毎日の感情処理が必須です。人の見ていないところで、たくさん感情処理をしています。

自分のご機嫌を取ることも日課になっています。落ち込んだらＭＩＳＩＡさんや藤井風さんの曲をかけてノリノリで料理を作ります。疲れて体に力が入っていると気づいたら、日本酒を一口飲みます。大好きな友人に連絡したり、美味しいご飯を食べたりして、常に自分を労わるようにしています。私はとても単純なので、そんな日常にある小さなことでもセンちゃんが癒やされていきます。

「楽しさ」「嬉しさ」「幸せ」など心がワクワクしたり、温まったりすることをいつも探しています。それらを「感じる」感覚をとても大事にしているともいえます。そうしていると、センちゃんがもっともっと素敵なことを勝手に引き寄せてくれることがわかってきたのです。

たとえば、晴れた空、海の香り、季節の花、ラインから届く素敵なメッセージなど日常にある当たり前の一瞬一瞬に「いいこと探し」をして、少しでも「いい気分」でいることが重要です。すごくいい気分でないからつまらないと思うのではなく、少しだけいい気分を選択し続ける。それこそがセンちゃんを通して本当の幸せを引き寄せる最高のコツです。

やさしい言葉をセンちゃんにかけてあげてください

私たちは「嬉しい」「楽しい」などの幸せな感情を体験しているときは、イライラの感情は表に出てきません。プラスの感情とマイナスの感情を同時に体験することができないからです。たとえばやることがてんこ盛りになり、時間に余裕がないときは今の幸せを感じにくいものです。それは忙しくて余裕がなくなりイライラしているからです。

そんなときは意図的にでもゆっくりとした時間を過ごして気持ちの余裕をつくるようにしましょう。そして、自分で自分に愛を注いであげましょう。

美味しいものを食べてもいいし、好きな音楽を聴いてもいいし、ずっと行きたかった所に出かけてもいいし、ゆっくり休んで眠ってもいいし……。あるいは、優しい言葉を自分のセンちゃんにかけてあげ

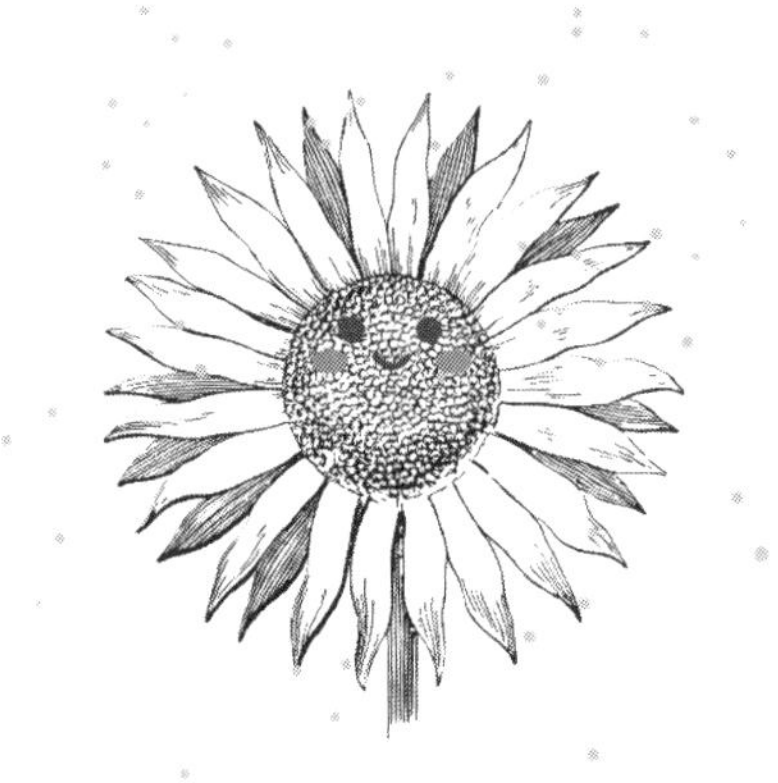

るのもいいですよ。「私は素晴らしい！」「ほんとに私はよく頑張っている」「とても素敵だよ」「私のこと大好き」……。きっと優しい気持ちになってきて、センちゃんを通じて周りにも幸せの連鎖が起こります。

リラックスするとセンちゃんに蓄積された負の記憶や感情を処理しやすい

リラックスすると気持ちが楽になることがあります。それは、リラックスするとセンちゃんに蓄積されている辛い記憶や感情が処理されやすくなるからです。

それと同時に、入浴中やベットの中でリラックスしていると、ふっとマイナスの記憶や感情が湧き出してくることがあります。嫌なことを言われた、裏切られた、うまくいかなかった……。それらは、そのときに感じたことを処理しないまま放置しておいたため、センちゃんに蓄積されているものです。

「あれ、どうしてこんな気持ちになるのかな」と思ったら、センちゃんにある記憶や感情を処理するチャンスです。

たとえば、否定的なことを言われたことを思い出したら、そのときはどんな感情や感覚になったかを思い出して今一度味わってみます。そして、本当はこう言ってほしかったと思う言葉をセンちゃんに語りかけます。

たとえば、親に「どうして成績、上がらないの？」と責めるように言われたことを思い出したら、そのときの自分の気持ちを思い出してみます。そして、「あのときは嫌だったね。大丈夫だよ。本当によくやっているね。その姿が何より素敵」と、今の自分が本当は言われたかった言葉をセンちゃんに語りかけます。

「あなたは何もいいところがない」と言われたことを思い出したら、今の自分が「あのときは言われて悲しかったね。あなたには良いところがたくさんあるよ。周りの良いところもたくさん見つけて、どんどん素敵なあなたになっていこう」とセンちゃんに語りかけてみます。

「１００点取らないと、お小遣いをあげない」と言われたことを思い出したら、今の自分が「あのときは嫌だったね。今聞くと少し腹が立つね。努力して偉かったね」とセンちゃんに語りかけてみます。

私たちは条件付きで相手を評価したり否定したりすることが多いのですが、それが自分に向けられたときに感じたことは、センちゃんにマイナスの記憶や感情として蓄積されていきやすいのです。

思い出すことは少し苦しいかもしれませんが、そこから目を遠ざけないでください。苦しいのは最初だけで、向き合っていると、次第にそのときの自分と向き合うことができるようになり、記憶や感情が処理されていきますよ。それにつれて熟睡できるようになるでしょうし、素敵な現実が目の前に現れてくるでしょう。

☆どんなに辛くてもセンちゃんが応援してくれていた！

Pさんは中学・高校時代はバスケ部に所属していたのですが、高校生になってからある日の朝、急に起きられなくなってしまいました。そのころ、バスケ部の顧問の先生がムードメーカーであったPさんを標的にして厳しい指導をすることが多くなっていました。バスケ部全体のやる気が感じられないとき、「Pはやる気がないなら帰れ！」と一人だけ注意され、「やらせてください！」と言っても本気で帰されたこともあったそうです。

次第に部活に行きたくないと思うようになり、学校も休みがちになっていました。なんとか登校してもクラスの空気感に耐えられず、どんどん学校に行くことが億劫になっていきました。

Ｐさんはいつも笑顔が素敵で性格もとても明るい人だったので、顧問の標的になっていたのかもしれませんが、「私はそんなに強くない」と心の中では思っていたそうです。しかし、顧問の先生には本音を言えないまま不登校になってしまいました。

そのころは、とにかく体が鉛のように重くて、思うように動けなかったそうですが、顧問が変わり、温かいクラスメイトに恵まれたことで、Ｐさんは再び学校生活を送れるようになりました。早起きも無理なくできるようになったそうです。

私はＰさんのお話を聞いて、Ｐさんは自分としっかり向き合うことができていたので、センちゃんにマイナスの記憶や感情があまり蓄積されず、学校生活に戻れるようになったのかもしれないと思いました。

そのことを伝えると、センちゃんとは思っていなかったけれど、いつも自分の心に向かって「自分は大丈夫」と話しかけていた気がしますとおっしゃいました。そして、「そういえば、今朝も睡眠とセンちゃんのつながりを強く感じたんです。予定があったので、8時30分には起きないとなぁと考えながら眠りました。いつも遅い時間に寝ると泥のように眠るのですが、今朝はセンちゃんのおかげでパッと時間通り8時30分に起きられたんです！」と素敵なお返事をいただきました。

過去の困難を乗り越えた彼女の笑顔は、センちゃんが心の回復と成長に深く関わっていることを教えてくれています。大好きなＰさんが、これからも輝き続けることを願っています。

子どもは100％センちゃんでお母さんとつながっている

赤ちゃんは生まれる前からお母さんの胎内で守られ、胎盤から栄養や酸素をもらいながら育ちます。生まれてからも母乳を飲み、お母さんと一緒にいることで安心して眠れます。

赤ちゃんはお母さんが心地よくリラックスしていると、穏やかに過ごしますが、辛い感情を抱えて我慢していると、よく泣きます。それはセンちゃんでお母さんとつながっていて、お母さんの心の状態にとても敏感だからです。

産後はお母さんも慣れない子育てに悩んだり、ついイライラしてしまったりすることもあります。夜中に何度も起こされたりして、睡眠不足になってへとへとになり、気持ちが不安定になって眠れなくなることもあるでしょう。

赤ちゃんはセンちゃんでつながっているので、そうしたお母さんの心の状態に敏感に反応します。お母さんの不安を感じて泣き止まないこともあります。お母さんの不安はさらに膨らみ、それを感じて赤ちゃんはますます泣き続けるため、もうお手上げです。

もし自分で限界を感じたら一人で抱えず、できるかぎり周りに甘えて、気晴らししてくださいね。たとえば児童館には先輩ママさんがたくさんいます。子育てに悩んでいたら、先輩ママさんに相談してみるのもいいですよ。私の経験では他のママさんと話せるだけでストレス発散になりますし、先輩ママさんの体験談ほど心強いものはありません。

お母さんの不安が解消して感情が穏やかになり安心して眠れようになると、センちゃんでつながっている赤ちゃんも穏やかになります。

このような母子関係は、赤ちゃんの時期だけでなく、その後、幼稚園や小学生になっても同じです。お母さんが幸せを感じていると、それは必ず子どもに連鎖します。お母さんが安心して眠れていると、センちゃんを通してそれを感じている子どもたちも健やかに眠ることができます。

ですから、子どもの寝付きを良くするいちばんの方法は、お母さんが横でスヤスヤ寝ていることです。センちゃんでつながっている子どもの寝付きも早くなります。もし、子どもがなかなか寝付かないときは、お母さんも一緒に寝てみるのがおすすめです。

「まずセンちゃんに任せてみる」という生き方のすすめ

「あれは言いすぎだったかな、もしかしたら怒っているかもしれない。明日謝ろうかな」そんな悩みをもったまま夜になり、すっきりしないまま横になります。ところが翌朝になると、まるで魔法にでもかけられたように悩みが跡形もなく消えていること、ありませんか。「昨日は、なぜあんなに心配していたのだろう?」と不思議に思うくらいです。

それは、眠っている間にセンちゃんがごちゃごちゃになっていた記憶や感情を処理してくれたからです。１章で、深い眠りは記憶や感情を定着させ、浅い眠りは記憶や感情を整理してくれるとお話ししましたが、不安な記憶や感情も浅い眠りのときに整理され、翌朝起きたときに心のバランスを取り戻せるようにしてくれます。

子どものときに、親に叱られたり、学校でいじめられて帰って来たりしても、一晩寝たら、あんなに悲しかったのに気持ちがスッキリしていたという経験をした方は結構多いのではないでしょうか。それも、センちゃんが寝ている間に整理してくれたからです。

「寝たら嫌なことが忘れられる」と言われたことがあるかもしれませんが、それは実際に忘れているわけではなく、センちゃんが寝ている間に嫌な記憶や感情を整理してくれたからなのです。

明日の大事なプレゼンテーションがうまくいくか不安、新しい環境での人間関係がうまくいくか不安、老後の資金が間に合うか不安、地震が起こるか不安……。どんな不安を感じるかは人それぞれですが、不安が大きいほど眠りが浅くなったりします。それでも、眠っている間にセンちゃんが不安の原因になっている記憶や感情を整理してくれています。

すぐに解消されていないように見えても、センちゃんは解決策を引き寄せてくれます。コロナウイルスが流行りだしたころ、私もそのことを体験しました。国から外出自粛要請が出されたこともあり、それまで常時100件以上あったリラクゼーションサロンへの予約が次々とキャンセルになりました。会社員でない私には給料の保証もありません。「この先、どうなるのだろう?」という不安が押し寄せてきました。

何事にも前向きな私ですが、このときばかりは不安が心の中に渦巻き、一向に晴れません。出口の見えない長いトンネルの中に迷い込んだような感覚でした。体は凝り固まり、呼吸が浅くなり、眠れない日々を過ごしました。

このとき、仲良しの鑑定士さんを思い出しました。「自分の道は自分で切り開く」というのが私の生き方なので、自分のことで占ってもらうことはなかったのですが、知り合いには「凄腕の鑑定士さんがいるよ」と話していました。

しかし、このときセンちゃんが私に思い出させてくれた解決策は、この鑑定士さんに相談することでした。鑑定士さんに、これからどうしたらいいか聞いたときは、とてもドキドキしましたが、「皆さん、久美子さんにセラピーをお願いしたいと思っていますよ。今はコロナで様子見をしているだけです。2カ月待っていたらまた戻ってきてくれますよ」と言ってくれました。

その言葉が私のセンちゃんに届いたので、その日からぐっすり眠れるようになりました。2カ月後には本当にお客様が戻りはじめました。

そのとき気づいたことがあります。お客様の悩みが以前と変わっていたのです。今までは、肩こりが辛い、腰痛がある、脚のむくみが辛い、小顔になりたいといった体に関する悩みが中心でした。それがコロナウイルス流行を境に、子どものことや人間関係など心の悩みを相談されることが増えたのです。それに伴って急に、眠れないという相談も多くなりました。

睡眠の悩みを聞いているうちに、私のセンちゃんに仕舞い込まれていた記憶がよみがえってきたのです。それは私が入院していたとき、脳外科の先生に言われた一言です。「脳の最大の薬は睡眠です」

私は25歳のときに妊娠しました。つわりもなく元気に過ごしていました。ところが妊娠7カ月のときに、生まれつきあった脳の静脈奇形から突然出血があり目が見えなくなってしまったのです。

小学校では皆勤賞、社会人になってからも東京マラソンに二度出るほど元気いっぱいに過ごしていました。妊娠中も変わりなく、脳出血が起きる前の週は親友と大好きな京都の伏見稲荷の長い階段を登り、京都から帰って来てからは現地で食べたおばんざいの味が忘れられず、「家でも作るぞ」とお惣菜をこしらえていました。

そのときです。リンゴを切っていると急に視界の左半分が見えなくなりました。今まで感じたことのない頭痛に襲われ、母子手帳を握り締めて救急車を呼びました。そのまま入院になり、不安に押しつぶされそうになりながら2カ月を過ごしました。

その後、ありがたいことに帝王切開で出産をすることができました。さらにその8日後には脳の手術も無事成功し、お腹も頭の傷口も痛々しいものの、1カ月後には赤ちゃんと一緒に退院することができました。お見舞いに来てくれた家族や友人、関わって下さったすべての人に感謝です。

退院後に定期検診に行った際、脳外科医の先生に言ってもらった言葉が「脳の最大の薬は睡眠です」だったのです。コロナウイルス流行で不安で眠れないという話を聞いたとき、私のセンちゃんに仕舞い込まれていたその記憶が呼び起こされたのです。

私はすぐに睡眠の勉強をはじめました。睡眠の重要性をあらためて認識し、さらにセラピーを通して眠れない方たちと接していくうちに、センちゃんに不安が蓄積されていることが深く関係しているとわかったのです。

私たちのセンちゃんには、不安を感じた記憶やそのときの感情が蓄積されています。とくにストレスが多い現代社会ではそうなりやすいのです。そして、その影響がもっとも顕著に現れるのが睡眠です。

「自分は嫌われていないだろうか」「私は足手まといになっていないだろうか」と不安が膨らんできたら、そう感じたときの感情を探ってみてください。こんな感情だったと気づいたら、否定せずその感情を感じて受け入れてください。不安が処理されて、楽しいことに取り組みたい、いいことを探そうと思っていると、センちゃんが必要な解決策を届けてくれます。

それは、自分がやりたいからやるという感覚です。相手の反応はそれまでほど気にならなくなるでしょう。眠れなくて苦しかった自分が変わっていることに気づくでしょう。

まずはセンちゃんに任せてみる。これこそ今日を幸せに生きる最高の秘訣なのです。

3章

手で体に触れると
センちゃんが癒やされる

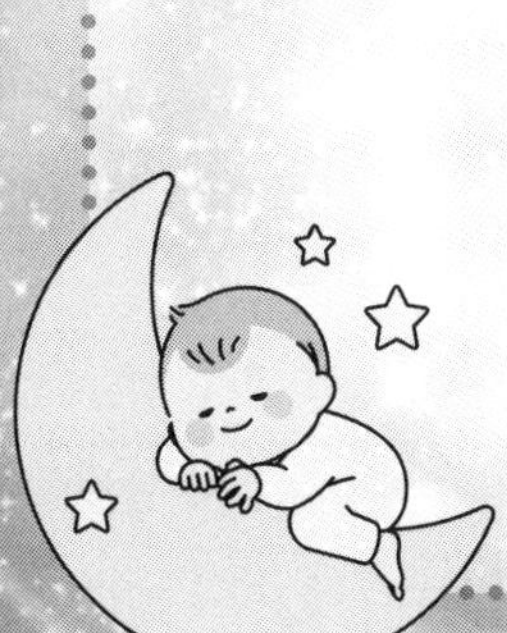

手で体に触れるだけで、なぜ痛みが和らぐのか

家で家具などに手足がぶつかり「痛い」と声が出てしまうようなとき、咄嗟に痛いところに手を当てます。それは、痛いところに手を当てると痛みが和らぐと、どこかでわかっているからです。

子どものころ、転んでひざをぶつけて泣きそうになったとき、お母さんが「痛かったね」と言いながら手を当ててくれた記憶があるでしょうか。その瞬間、気持ちが落ち着いて痛みが和らいだことでしょう。

体に痛みが起こると、その情報は神経を通して脳に伝わります。脳は体の緊張を緩めてその痛みを和らげるよう指示します。そのとき、痛みのある箇所に自分の手を当てる、あるいは誰かに手を当ててもらうと痛みが和らぐのはなぜでしょうか。

一つの説明として、脳の感覚の優先順位が関係しているといわれます。脳は痛みの感覚（痛覚）よりも触られた感覚（触覚）のほうを優先します。ですから、痛みよりも触れられている感覚のほうが優先され、痛みが和らいだように感じるのです。

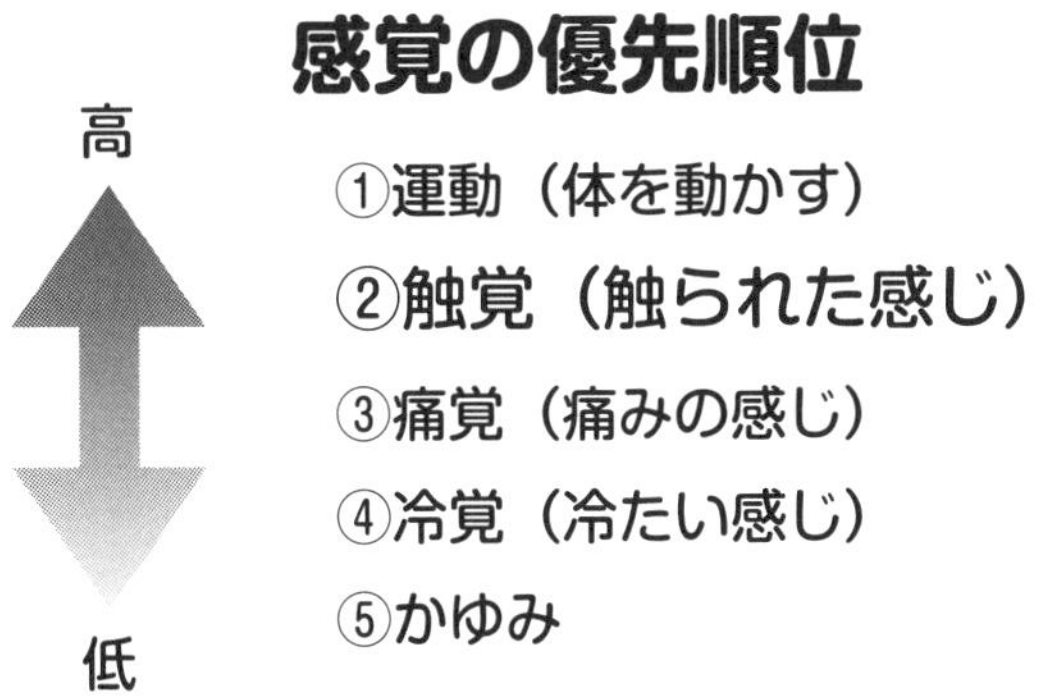

次に、たとえば転んでヒザをぶつけ「痛い」と感じたとき、ヒザに手を当てると、実際の痛みはどれくらい減るのでしょうか。ＮＨＫの番組『チコちゃんに叱られる』のなかで、そのことを確かめるためにペインビジョンという機械を使った検証実験が行われました。

ペインビジョンは電気刺激を与えて、そのときの痛みの度合いを測定する装置です。そのときの結果は、痛みを感じても手を当てない場合の数値は33・5でしたが、痛みを感じるところに自分の手を当てると数値が9・2まで下がりました。数値が低いほど痛みがないことを示していますから、手を当てることで痛みはおよそ四分の一にまで減少することがわかりました。

次に痛みを感じたところに別の出演者の手を当て

てもらって測定すると、この場合も痛みの度合いは約四分の一に減少していました。自分で手を当てても、誰か身近な人に手を当ててもらっても、同じ効果があるというわけです。

子どもが転んで泣いてしまったときにお母さんが手を当てる、スポーツトレーナーが選手の痛みのある箇所に手を当てる、私のようなセラピストがクライアントさんの体に手を当てることも、基本的には同じことが起こっていると考えられます。

私はその効果を高めるための技術を磨いてきましたが、そのなかでもう一つ大切なことに気づきました。

たとえば先ほどお話ししたように、子どものころ体のどこかが痛くなったとき、お母さんが手を当ててくれると、気持ちが落ち着いて痛みは和らぎます。もちろん、触覚による脳の反応もありますが、私はお母さんと子どもがセンちゃんを通してつながっていることも大きく作用しているのだと思います。わが子の不安を癒やしてあげたいというお母さんの優しい思いが、痛みで不安になっている子どものセンちゃんに安心として届くことで、痛みがさらに和らいでいきます。

私も、セラピーでは相手のセンちゃんに働きかけながら行っています。そのほうが、癒やし効果が格段に高まるからです。

自分の手で鼓動を感じるとリラックスできスムーズに眠れる

誰でも簡単にできて、センちゃんに安心が届き癒やされる手当て法があります。それは、首や手首に自分の手を当てて鼓動を感じることです。リラックスできて眠りにつくのがスムーズになります。

首、または手首に手を当てて鼓動を感じてみるだけでいいのですが、おすすめは、両手で首を包んで手のひらで鼓動を感じる方法です。眠れないという人には首こりがあることも多いので、こうすると首こりも和らいできます。

命を刻む鼓動のリズムを、手を通して感じていると、自律神経が整ってきて副交感神経が優位になり、睡眠に入りやすくなります。

「オギャー、オギャー」と泣いている赤ちゃんを抱っこすると、泣き止むことがよくあります。赤ちゃんはお腹の中にいるとき、お母さんの鼓動を感じているといわれますが、抱っこされてお母さんの胸の鼓動を感じると心地良い記憶がよみがえってきて安心できるからでしょう。

ちなみに、私の子育て体験では、お父さんの胸の鼓動でも赤ちゃんは泣き止むようです。

最近、ストレスが溜まって疲れやすくなっているなと感じたときは、この手当てで自分の鼓動を感じてみてください。私のセラピー体験ではセンちゃんに安心が届き、ますますリラックスしてスムーズに眠りやすくなります。

センちゃんと対話していると自然に必要なところに手がいく

私たちは自然に体の疲れているところに手を当てていることがよくあります。たとえば、

・目が疲れているとき、自然に手を目頭に当てている
・腰痛が起きると、自然に腰に手を当てている
・お腹が痛いと、自然に腹部を手で撫でている
・不安や緊張を感じると、自然に手で頬に触れている

といった体験があるでしょう。

このように、体に違和感があると、そこに何気なく手を当てて自分を癒やしています。これは、体の違和感が脳に伝わり、反応していると考えることもできますが、セラピーを行っていると、そこにセンちゃんが関与していることがわかります。

こんな経験をしたことはありませんか。私はセラピーを行っているとよくあります。体に異変を感じていないのに、ある箇所が気になって手を当ててしまう。私はセラピーを行っているとよくあります。クライアントさんが違和感や痛みがあると言われるところとは違う箇所に手を当てているのです。

心と体は密接に関わっていますが、ストレスや不安、怒りの記憶や感情が体に影響してきます。それらがセンちゃんに蓄積しているほど影響は大きくなります。顕在意識では体の異変が表面化してくるまでは認識していないかもしれませんが、センちゃんと対話しながらセラピーを行っていると、自然に手が動いて問題のあるところに手を当てていることがよくあるのです。

体はセンちゃんのセンサー

緊張すると、体が硬くなったり、動作がぎこちなくなったりします。不安や心配が大きくなると、落ち着きがなくなり早口になったり呼吸が浅くなったりします。悲しくなると涙が出たり、うなだれたりします。イライラや怒りを感じると、動作が激しくなったり大声を出したりします。

私は、あるオンラインのミーティングで言いたいことをずっと我慢していたことがあります。その日は夜になって顔の痙攣が止まらなくなりました。心の奥から湧いてくる感情を抑え込んで我慢していたのですが、夜になると体に力が入り頭に熱がこもってきて、夏でもないのに保冷まくらをして寝ました。私はとても反省して、この日を境に言いたいことを伝える練習をするようになりました。

心と体は密接につながっていますから、心の問題が体に現れてくることは多いのです。たとえば、長期間のストレスが頭痛の原因になることがあります。あるいは強い不安や緊張が胃の不調を引き起こすこともあります。怒りやイライラが続くと筋肉が緊張したままになり、肩こりや腰痛などにつながることもあります。恐怖や緊張が自律神経を刺激し、心拍数を増加させることもあります。

ところが、体に現れてきた異常が心の問題から来ていることになかなか気づけないことが多いのです。体そのものに原因があると考えて何とかしようとしますが、なかなか改善されないため困り果ててセラピーに来られる方も多いのです。

そんなとき必ずお伝えしているのは「体はセンちゃんのセンサーである」ことです。体に異変を感じたら、そのための治療をすることはもちろんですが、それを通してセンちゃんが伝えようとしているメッセージがあることを見落とさないでください。

体に違和感があるときは、寝る前の瞑想がおすすめです。まずは仰向けに寝ます。頭の先から足先までスキャンするような感覚で意識を向けます。次に、とくに頭痛、肩こり、胃の痛みなど違和感のあるところに意識を向けていきます。そのときに湧いてくる記憶や感情があれば、センちゃんが関わっているかもしれません。その箇所に手を当てながら、1章で紹介した感情処理をしてみてください。

センちゃんに声かけしながら手当てをすると癒やし効果がぐんと高まる

肌と肌で触れ合うと、お互いに癒やしの効果を得ることができますが、手を当てることも同じです。手を当ててもらう側だけでなく、手を当てる側にも癒やし効果があるのです。

私のセラピー体験では、手を当てている私の筋肉の緊張も和らいで癒やされていることが実感できます。女性ホルモンや幸せホルモンの分泌量が増えるといった効果も考えられます。

寝るときの最高の状態は、癒やしを感じていることです。たとえば、なかなか寝ない子どもや、体に痛みがあるお年寄りへの手当ては効果テキメンです。リラックスして、すぐに眠ります。

家族など周りの人に手当てをするときや、自分に手当てを行うときは、ゆっくりとしたスピードで5分から10分程度続けるのがおすすめです。手で肌に触れて、さすっているだけで筋肉の緊張が緩みます。

凝りがあるところは血流が滞っていますが、手で温めるようにしてさすってください。そのときコミュニケーションをしながらセンちゃんを癒やすつもりで手当てすると、さらに眠りに入りやすくなるでしょう。

子育てや介護はストレスのかかることでもありますが、手当てをすると自分も癒やされて助けられると思います。

ある方から、80代のお母様が足の痛みで歩くのを辛そうにしているというご相談を受けたことがあります。

手当てを紹介したところ、すぐにお母様の足や頭などに手を当ててみたそうです。お母様はとても気持ちが良いと泣いて喜んでくれて、その日の夜はよく眠れたそうです。

もし大切な人に手当てをしてあげるときは、体のどこが辛いのか聞いて「私が痛いのを取ってあげるね」「私が今から緩めてあげるからね」と声かけをすると、相手のセンちゃんに安心が届いて、さらに手当て効果が高まりますよ。

私がセラピー中によくやるのは、たとえば肩こりがあるとしたら、そこに手を当てながら「ここ硬いですね」と声をかけます。体の歪みがあるときは「猫背が原因なので、鎖骨と腕の付け根、肩甲骨の可動域を広げて緩めますね」と声かけをします。

こうすると、私と相手のセンちゃんが連携して筋肉を緩めるお手伝いをしてくれます。そして「肩こり、緩んできましたね」と声かけをすると、どんどんと体が緩んでこりが取れていくので不思議です。

声かけを工夫するだけなのですが、ご本人も体が緩むのを実感できるので「魔法みたい」とおっしゃいます。何のためにやっているのかをセンちゃんに伝えながらやることで、センちゃんが手当ての効果を最大化してくれているのです。

赤ちゃんや動物を見ているとき、私たちは自然と「かわいい」とポジティブな言葉を発しています。赤ちゃんや動物は何を言われているのかわからないでしょうが、自分のセンちゃんにも伝わっています。

ですから、「かわいい」「すてき」などポジティブ言葉はどんどん声に出して言ってください。

センちゃんが癒やされ、幸せが溢れてきて、夜は熟睡できるようになりますし、次々に幸せが引き寄せられてきますよ。

変化を実感しやすい5つの手当てメソッド

熟睡にも役立つ5つの手当てメソッドをご紹介します。

(1)呼吸を深める手当て
(2)胃腸の調子を整える手当て
(3)免疫力アップの手当て
(4)副腎疲労を癒やす足の手当て
(5)寝不足さんに頭の手当て

(1)呼吸を深める手当て

セラピーをしていると、「呼吸が浅い」人が驚くほど多いことがわかります。あなたは深呼吸を最後にいつしましたか。私たちは生まれてから毎日休むことなく呼吸をしていますが、意識をしないとすぐに呼吸は浅くなります。

深呼吸をすると体がリラックスモードに切り替わり、入眠が早くなって熟睡しやすくなります。手当てをするときも、深呼吸を合わせて行うと効果が高くなります。

そのために私がおすすめしている手当ての流れをご紹介します（図1参照）。

深呼吸で息を吐くときは8秒を目安にしましょう。それによって副交感神経がより優位になりリラックスします。また、呼吸が深まることでより深くリラックスしていきます。

日頃深呼吸をしていない人が深呼吸をしていると、「呼吸を深めるだけなのにこんなに眠れるの？」と驚くほどにぐっすり眠れるでしょう。呼吸が浅いと体が硬くなり、思考も凝り固まって偏った考えになりやすいのですが、深呼吸をしていると体が柔らくなり、センちゃんに蓄積した記憶や感情にも気づきやすくなります。

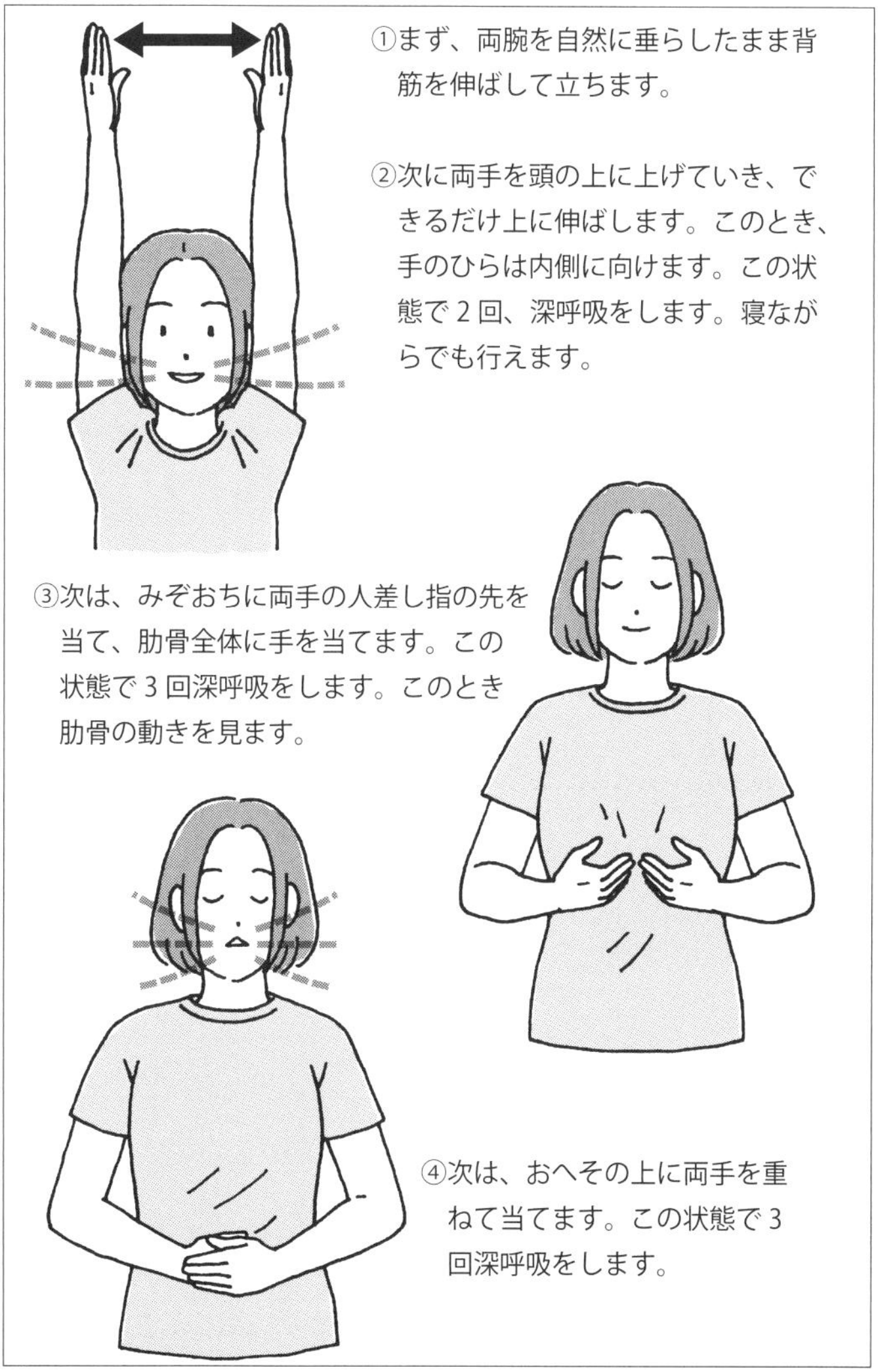
①まず、両腕を自然に垂らしたまま背筋を伸ばして立ちます。
②次に両手を頭の上に上げていき、できるだけ上に伸ばします。このとき、手のひらは内側に向けます。この状態で2回、深呼吸をします。寝ながらでも行えます。
③次は、みぞおちに両手の人差し指の先を当て、肋骨全体に手を当てます。この状態で3回深呼吸をします。このとき肋骨の動きを見ます。
④次は、おへその上に両手を重ねて当てます。この状態で3回深呼吸をします。

図1　呼吸を深める手当て

(2)胃腸の調子を整える手当て

睡眠の質を上げるには、胃腸の調子を整えることがとても大切です。胃腸の調子が悪いと、眠りが浅くなります。腸の健康は、寝るときに必要な睡眠ホルモン（メラトニン）の生成にも関係していて、腸内環境が悪いと、睡眠ホルモンの生成がうまく行われず、睡眠の質が下がります。

ですから、胃腸の調子を整えることは睡眠の質を上げるためにも大切なのです。

仕事が忙しくて、家事が終わらなくて、夜に撮り溜めていたドラマを一気に観て夜更かしをしてしまう。そうして睡眠不足になり自律神経が乱れると胃腸に悪影響が及び、便秘や下痢、腹痛などの症状が出ることもあります。また、睡眠不足が続くと過敏性腸症候群になる可能性もあり、これがさらに睡眠の質を低下させます。

「夜は、自分の時間。幸せ」という気持ちはよくわかりますが、お腹の調子が悪くなっていたら、まず胃腸の調子を整えましょう。そのための手当てを紹介します（図2参照）。

左の肋骨際に手当てするのは、そこが胃と腸のつながる位置で、胃と腸を結ぶ道になっているためです。胃腸の調子が悪いときは、この道が塞がっていることが多く、食

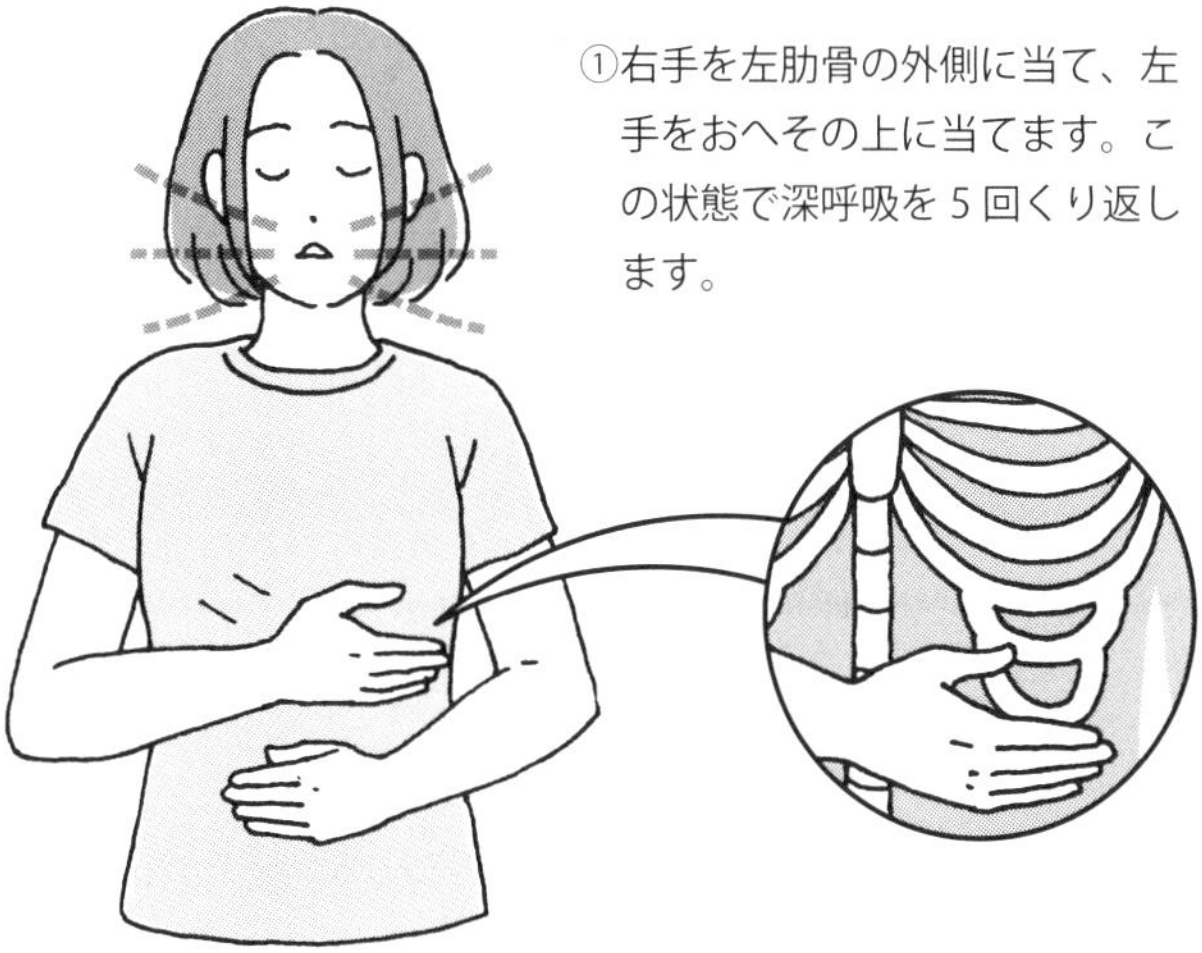

①右手を左肋骨の外側に当て、左手をおへその上に当てます。この状態で深呼吸を５回くり返します。

②次は、左手を右肋骨の外側に当て、右手はおへその上に当てます。この状態で深呼吸を５回くり返します。

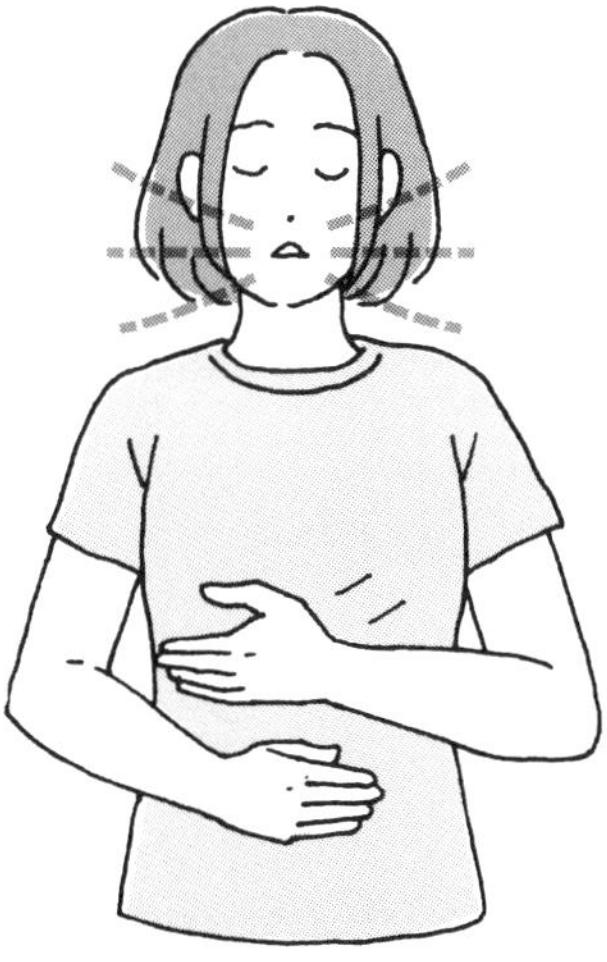

③お腹が温まってきたか、手を当てて確認します。まだのようならば、①と②をもう一度くり返し、お腹が温まってきたか確認します。この手当てが自分に合っていると感じたら、しばらく続けてみてください。

図２　胃腸の調子を整える手当て

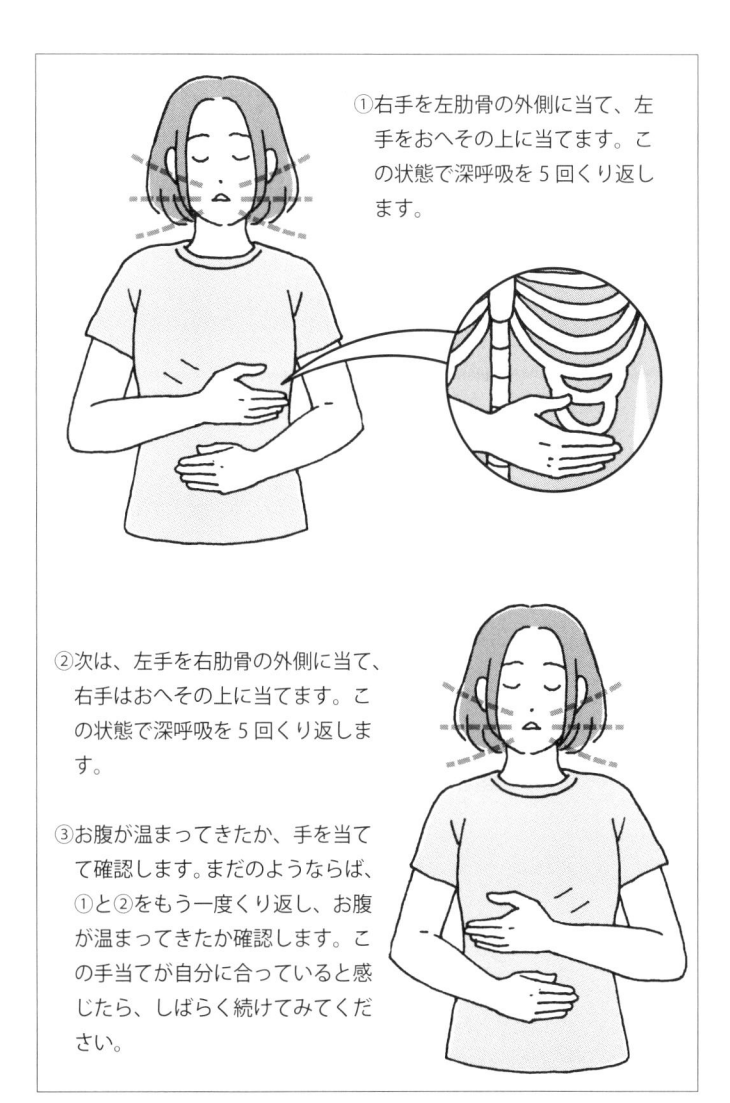

べた物がスムーズに腸に移動しなくなります。

道が整っていなければ車がスムーズに通れず渋滞になりますが、この渋滞が便秘の症状です。便秘がさらに自律神経の乱れを引き起こし、不眠につながる可能性もあるのです。

胃腸の調子を整えるためには、腸内環境を整える食生活や適度な運動、ストレス管理などが重要ですが、お腹に手を当ててゆっくり深呼吸をしてみてください。手当てをしたその日から快便になることがよくあります。

(3)免疫力アップの手当て

感染症や生活習慣病などに対処するための基本は免疫力をアップすることです。そのための手当てを紹介します（図3参照）。

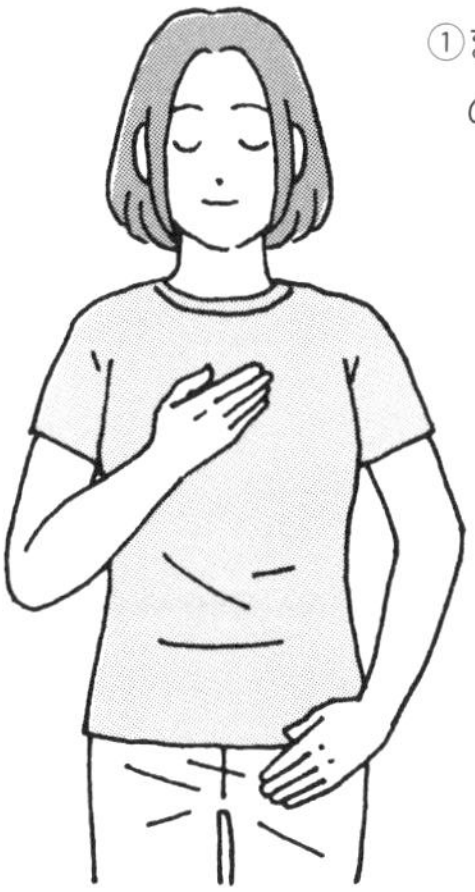

①まず胸の真ん中に右手のひらを当てます。

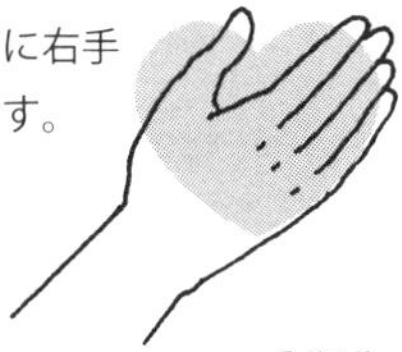

②次に左手を左足の付け根（鼠径部《そけいぶ》）に当てます。
③この状態で５回深呼吸をします。とくに胸に当てた右手に意識を向けると、呼吸が整い、より深く呼吸できるので、酸素が全身に行き渡りやすくなります。

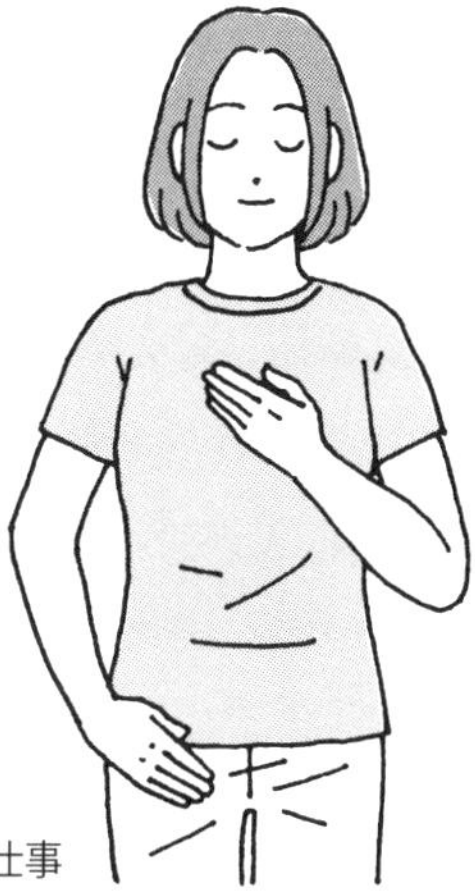

④次は、胸の真ん中に左手のひらを当てます。
⑤次に、右手を右足の付け根(鼠径部)に当てます。
⑥この状態で5回深呼吸をします。③と同じですが、今度は胸に当てた左手に意識を向けます。

とくに長時間の立ち仕事や座ったままの仕事の場合は、足が下がりっぱなしになります。鼠径部に手を当てると、足に溜まった老廃物が排泄されやすくなり、足が軽くなったように感じると思います。この手当てをしてから寝ると、睡眠の質が上がりますし、寝ている間に老廃物の排泄も進みます。脚が重だるい日は鼠径部に当てた手に意識を向けて行うこともおすすめです。

図３　免疫力アップの手当て

(4)副腎疲労を癒やす足の手当て

睡眠の質が悪い人は、ほとんどと言っていいほど副腎が疲労しています。私たちがストレスを感じると、副腎はストレスを抑制するホルモン（コルチゾール）を分泌しますが、過剰なストレスや睡眠不足などが続くと副腎は疲労してしまいます。主な症

副腎疲労チェック！

- □ 朝起きられない、起きるのが辛い
- □ 眠っても疲れが取れない
- □ 体が重い、だるい
- □ 立ちくらみがする（起立性低血圧）
- □ やる気がしない
- □ うつ症状がある
- □ 記憶力や集中力の低下がある
- □ 頭が働かない
- □ 砂糖や甘いものが欲しくなる
- □ 低血糖症がある
- □ カフェインがないと仕事ができない
- □ 風邪をひきやすく、治りが遅い
- □ 15時〜16時の間ぼんやりしている
- □ 夕食後やっと元気になる
- □ ストレスに対処できない
- □ 婦人科系の疾患やPMS（月経前症候群）がある

（睡眠栄養指導士協会）

状は疲労感、うつ、不眠、起立性低血圧（立ちくらみ）、朝起きられないなどです。

副腎がどれくらい疲れているか、1分でできる簡単なチェックシートで確認してみましょう。

いくつ当てはまりましたか？
◇4個以上で黄信号
◇6個以上で赤信号
◇10個以上で危険信号
信号が点滅したら、該当項目を一つでも減らせるように副腎に手当てをしてみてください。ただし、副腎は肝臓の少し下にある臓器で、直接手当てするのは難しいため、足つぼで刺激する手当てを紹介します。

足には全身につながる「反射区」と呼ばれるツボがあります。私が15年前セラピストになって初めに学んだのが台湾式の足ツボですが、最初と最後に必ず副腎のツボを押します。とても疲れが取れるツボなので、セラピー中にこっそり押しているツボでもあります。

そのツボを目安に自分で手当てする方法を紹介します（図4参照）。

①図を参考に、足裏にある副腎の反射区（ツボ）の位置を確認します。まず、左足裏のツボに左手の親指の腹か人差し指の第二関節を当てます。

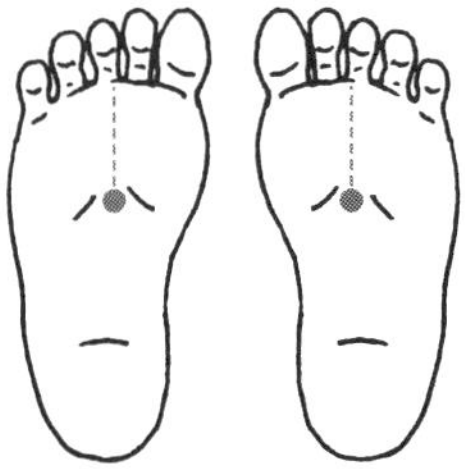

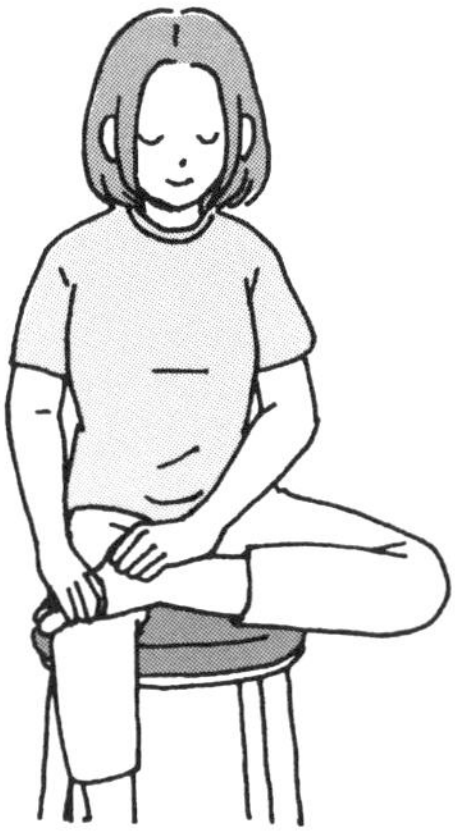

②この状態で右手を左足の指全体に当てて手前に倒しながら、ツボに当てた指に力を加えます。ゆっくり圧を強めていき、痛気持ちいいくらいまで押し込んでキープしながら５回深呼吸をします。

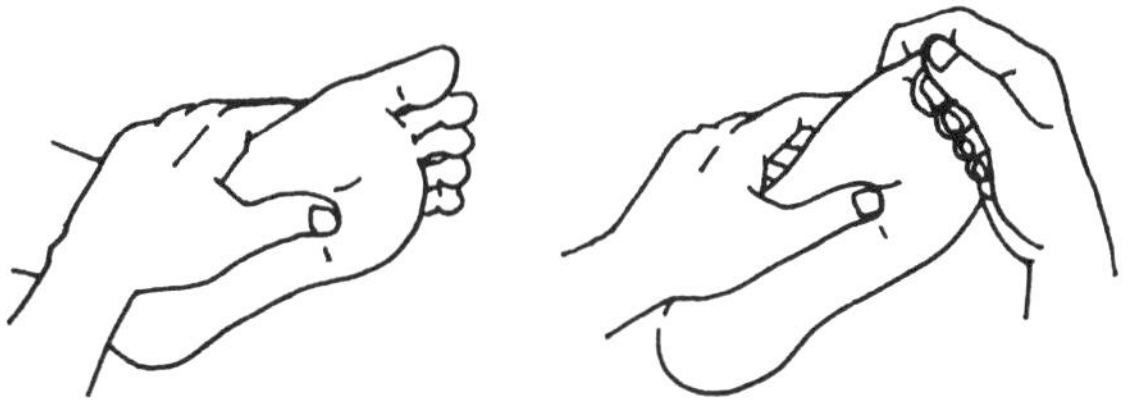

③次は、右足裏のツボに右手の親指の腹か人差し指の第二関節を当てます。

④この状態で左手を右足の指全体に当てて手前に倒しながら、ツボに当てた指に力を加えます。ゆっくり圧を強めていき、痛気持ちいいくらいまで押し込んでキープしながら同じく５回深呼吸をします。

この手当てをしたあとは、水分補給をして老廃物を外に出すようにしてください。何事もほどほどにすることで調子が良くなりますので、やり過ぎには注意してください。

図４　副腎疲労を癒やす足の手当て

(5) 寝不足さんに頭の手当て

日本は世界でワースト1位クラスの寝不足大国です。寝不足は頭痛の原因の一つで、とくに緊張型頭痛や片頭痛（偏頭痛）といった症状を引き起こすことがあります。寝不足解消に効く頭のツボ（百会《ひゃくえ》）の手当てを紹介します。

百会は、自立神経の調整、頭痛、めまい、リラックス、脱毛改善、痔などに効果があるとされており、睡眠の質の改善効果も期待できます（図5参照）。

①図を参考に百会の位置を確認してください。

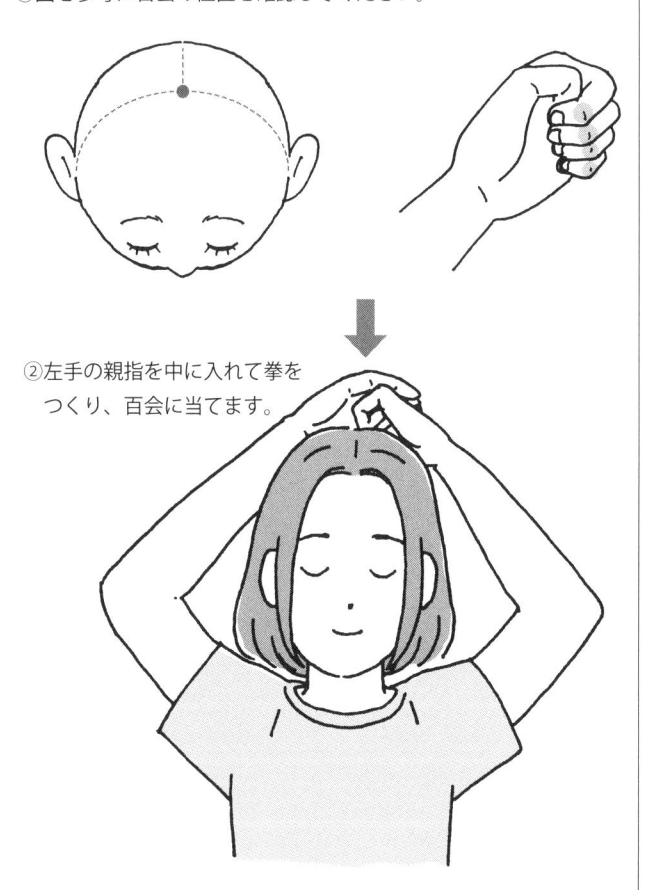

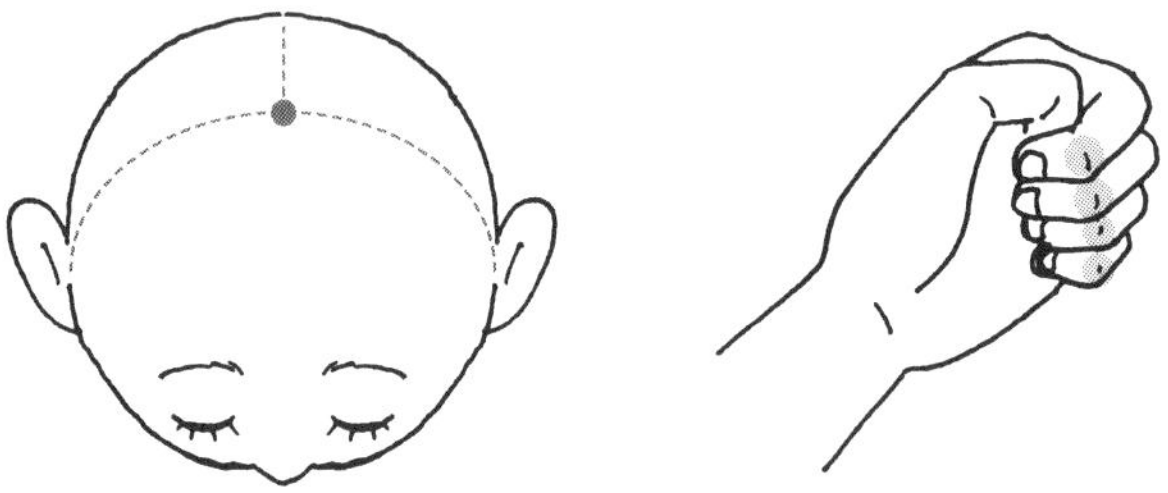

②左手の親指を中に入れて拳をつくり、百会に当てます。

③次に右手のひらで拳を包み込むように押さえ、ゆっくり圧を加えていきます。

④気持ちがいいくらいまで押した状態で、5 回深呼吸をします。

⑤次は、右手の拳を百会に当て、左手でそれを包み込むように押さえ、気持ちがいいくらいまで押した状態で、同じく5回深呼吸をします。

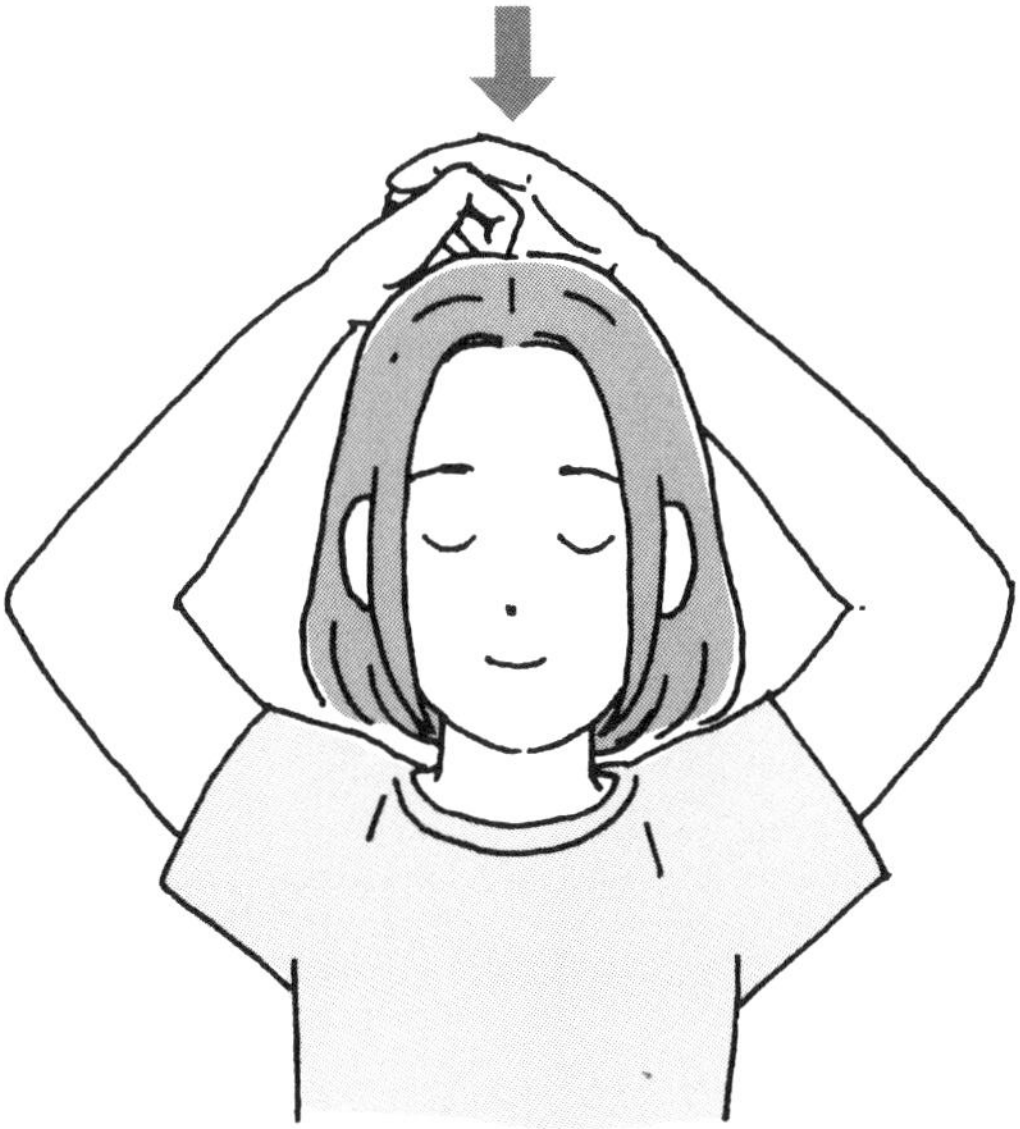

百会を押すことで、疲れが取れて自律神経が整いやすくなります。私は百会を押しながら歩くのがお気に入りです。リズミカルに歩いていると、その振動で百会に刺激が入っていきます。それで頭だけでなく、全身がスッキリしてきます。現代人は常に情報に反応しているため、頭に血が上りっぱなしになりやすく、頭や肩は凝り固まりやすいのです。そして、夜になっても緊張が抜けにくくなっています。百会を押すと、頭から血が下がる効果も期待できるため、おすすめです。

図5　寝不足さんに頭の手当て

手当ての効果がグンと高くなる、とっておきの極意

私も小さいころ、転んでぶつけたところが痛くて泣いていると、母親が痛いところに優しく手を触れてくれて安心できたのを覚えています。今回は変化を実感しやすい5つの手当てを紹介しましたが、基本は体に痛みがあったら手を当てること、呼吸を深めることです。

とくに、息を吐くときは、体に蓄積しているこりや老廃物、余計な水分、腸内に残っている宿便などをどんどん手放していると思ってください。さらに、心のモヤモヤやセンちゃんに蓄積している辛い記憶や感情を手放しているとイメージしてください。そうして、自分に不要なものはすべて吐き出していきましょう。

手当てには道具は要りませんし、その気になればどこでもいつでもできるのが魅力です。寝るときに行うのがいいと思いますが、お風呂の時間に体を洗うとき、仕上げに手当てをするつもりで体に手を触れてみてください。まさしく「手当て洗い」です。体型維持の効果もできますが、何よりセンちゃんに安心を届けることができますし、熟睡につながります。

他にも、寝る前のストレッチに手当てを追加すると驚くほど柔軟性が高まります。

首のこりが気になるときは首を横に倒し、伸びている側の痛みが気になるところに手を当てます。首を倒しているとき、肩に違和感があったら、そこに手を当て、喉に違和感があったら、そこに手を当てます。揉んだり押したりせず、ただ触りながらそこに意識を向けるだけです。手を当てたまま痛みを感じなくなるまで呼吸してください。

最初に気になっていたのが首だとしても、首が緩むと別の箇所の違和感に気づくことがあります。そのときは、そこに手を当てて同じようにします。たとえば腰のあたりに違和感があることもあれば、横腹やお尻に違和感を感じる場合もあります。

そうして、違和感のあるところに順に手当てをしていきます。それだけですが、手を当てているところに意識を向けるとセンちゃんに安心が届き、氷が溶けるように、違和感が根っこから消えていきます。

このようにお伝えしても「こんな方法でうまくいくのかな?」と疑問が湧くかもしれません。でも、手を当てるだけですから、失うものは何もありません。ぜひ試してみてください。

おわりに

生まれたばかりの私たちのセンちゃんは真っ白なキャンバスで、そこにいろいろな絵を描いていきます。紙に描いた絵を消して描き換えることは簡単ではありませんが、デジタル上であれば簡単です。センちゃんというキャンバスも、デジタル上のキャンバスに似ていて、容易に描き換えることができます。

あとは、あなたが自分のセンちゃんにどんな絵が描かれているのかを知り、違和感のあるものを描き換えようと思うかどうかだけです。その方法は、これまで本文でお伝えしてきたとおりです。

もし人を嫌ったり、人の行動にイライラしたりする自分に違和感をもったとき、「ああ、今、自分は相手が完璧じゃないことにイライラしているな」と気づき、感情を受けとめるだけです。それで感情処理することができます。

さらに、「楽しいな」「幸せだな」「素敵だな」と思えることを見つけるようにしていたら、あなたの人生には明るい光が射し込んでくるでしょう。

もし「最近眠れないな」と気づいたら、それはセンちゃんがSOSを送ってきています。センちゃんに蓄積した記憶や感情が睡眠を妨げていることに気づいたら、できるだけ素直に向き合ってみてください。きっと、ぐっすり眠れるようになるでしょう。寝ることはあなたを大切にするいちばんの行動です。

もし「体にグッと力が入ってしまう」と気づいたら、それもセンちゃんがあなたに何かを伝えたいサインです。「頑張りすぎてないかな？」と肩の力を抜いて、体に手を当てて癒やしてみてください。

世界の人たちがセンちゃんを通してつながっています。あなたが喜んでいると周りに伝播していきます。すべてに感謝をして、せっかく生きているのですから楽しんでいきましょう。

最後に、本書を手に取ってくださり、ありがとうございます。20代に目が見えなくなったあの日、私は絶望のどん底に落ちました。それから時を経て今、このように皆さんに本を届けられること、奇跡だと思います。自分一人の力では到底成し遂げられなかったことです。

出版社につないでくださったインプルーブの小山さんと宍戸さん、本が出来上がるまで常に一緒に歩んでくださった出版社コスモ21の山崎さん、本書を執筆するにあたりご協力くださったなっちゃん、あっこ先輩、花菜さん、難波夫妻、朋加さん、いつみん、陽子さん、貴子さん、愛弥乃さん、ひなちゃん、ゆりかさん、いずみさん。そして、いつも支えてくれた家族のみっくん、日向、ひまり、その他大勢の皆さん、本当にありがとうございました。

この本に出会ってくださった皆さんが自分らしく幸せに過ごすお手伝いができれば、これ以上の幸せはありません。あなたの人生にハッピーシャワーが降り注ぎますように。

令和六年八月吉日

翁長久美子

「不眠」は潜在意識からのSOS！
ぐっすり眠れる思考と感情の整え方

2024年10月2日　第1刷発行

著　者――――翁長久美子

発行人――――山崎 優

発行所――――コスモ21
〒171-0021　東京都豊島区西池袋2-39-6-8F
☎03(3988)3911
FAX03(3988)7062
URL https://www.cos21.com/

印刷・製本――中央精版印刷株式会社

定価はカバーに表示してあります。

ISBN978-4-87795-436-9 C0030